World Medical Association
Medical Ethics Manual

WMA 医の倫理マニュアル

監訳 樋口範雄　　発行 日本医師会

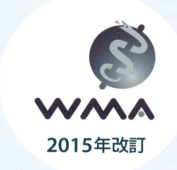

2015年改訂

　世界医師会（WMA）は、医師の専門分野、活動場所あるいは診療環境にかかわらず、医師の意見を世界的に代表する機関である。WMAの使命は、すべての人々を対象にした医療、倫理、科学、教育および健康に関連した人権の可能な限り高い水準の達成に努めながら人類に奉仕することである。WMA倫理部門は2003年に、政策文書の作成と見直しの調整、および次の3つの分野におけるWMAの倫理活動の拡大のために設置された。3つの分野とは、他の国際機関と連携した倫理分野における活動、会議やWMAウェブサイトを通じたアウトリーチ活動、そしてこのマニュアルなどの倫理教育のための新しい教材の製作である。

© 2015 by The World Medical Association, Inc.
All rights reserved. Up to 10 copies of this document may be made for your non-commercial personal use, provided that credit is given to the original source. You must have prior written permission for any other reproduction, storage in a retrieval system or transmission, in any form or by any means. Requests for permission should be directed to The World Medical Association, B.P. 63, 01212 Ferney-Voltaire Cedex, France;
email: wma@wma.net, fax (+33) 450 40 59 37.

This Manual is a publication of the World Medical Association. It was written by John R. Williams, Director of Ethics, WMA (2003-2006).

Cover, design and concept by Tuuli Sauren, Inspirit International Communications, Belgium.
Production and concept by World Health Communication Associates, UK.
Pictures by Van Parys Media/CORBIS

Cataloguing-in-Publication Data
Williams, John R. (John Reynold), 1942-.
Medical ethics manual.

1. Bioethics 2. Physician-Patient Relations – ethics.
3. Physician's Role 4. Biomedical Research – ethics
5. Interprofessional Relations 6. Education, Medical – ethics
7. Case reports 8. Manuals I. Title

ISBN 978-92-990079-0-7
(NLM classification: W 50)

WMA 医の倫理マニュアル（原著第3版）

監　　訳	樋口　範雄	（東京大学法学部教授）
編集・製作	道永　麻里	（日本医師会常任理事）
	能登　裕二	（日本医師会国際課課長）
	畔柳　達雄	（日本医師会参与・弁護士）
	鶴岡　　慶	（日本医師会国際課審議役）
チーフ	浜本美英子	（日本医師会国際課係長）

本書は世界医師会（WMA）の許可を得て、『Medical Ethics Manual 3rd edition 2015』を翻訳したものです。巻末のWMA宣言・声明は日本語版用に日本医師会が追加したものです。

日本語版は日本医師会のホームページからダウンロードすることができます。
http://www.med.or.jp/doctor/member/000320.html
英語版（原文）はWMAのホームページからダウンロードすることができます。
http://www.wma.net/en/10home/index.html

©日本医師会　2016
日本語版を転載・複製の際はあらかじめ許諾をお求めください。

WMA Medical Ethics Manual 日本語版（改訂版）の刊行にあたって

日本医師会は2007年、世界医師会が2005年に刊行した『WMA Medical Ethics Manual』の日本語版を発行し、医学生、医師、看護師など医療関係者の医の倫理教育の教材として、あまねくご利用いただき、好評を博して来ました。世界医師会はその後、マニュアル中に引用された重要な宣言の改訂に合わせるため、5年ごとに改訂を行っています。

今回刊行する日本語版（改訂版）の原著である2015年改訂版は、宣言文などの更新にとどまらず医師と患者の関係、医師と社会の関係の章で、時代の変化に応じて、一部内容の修正・付加が行われています。医療安全を目指した患者の安全宣言、危険回避のための守秘義務の緩和、終末期医療に関するWMAの動き、医療扶助に対する参加、環境問題に対する積極的働き掛けなどがそれです。

このマニュアルは、直ちに英語圏諸国に普及したほか、フランス語、スペイン語、ドイツ語、日本語、東欧諸国語、ロシア語などにも翻訳され、いわば地球的規模で使用されています。

本書の最終章で、原著者は、未来は本質的に予測不能であることから、医の倫理もフレキシブルに対応できることが必要であるが、医の倫理の基本原則、特に共感、能力、自律という価値は、基本的人権への配慮や献身的な専門職意識とともに、そのまま残るのではないか、と述べています。この言葉は、医師のみならず患者に接するすべての医療関係者に当てはまるものです。この改訂版が、旧版同様、全国の医学生、医師、医療関係者のみならず、倫理関係者、法律家などに、広くご利用いただければ、発行者として大変な幸甚と存じます。

末尾ですが、この度も本マニュアルの監訳をしていただいた、東京大学の樋口範雄教授に、感謝申し上げます。

2016年8月

日本医師会会長
横倉 義武

WMA Medical Ethics Manual 日本語版（初版）の刊行にあたって

『Medical Ethics Manual』は、世界医師会（WMA）によって2005年に刊行されました。WMAは現在、日本医師会を含め88の加盟医師会からなる医師の世界組織で、1947年に設立されて以来、約150件の宣言や声明を発表し、世界の医療界のさまざまな分野で大きな貢献を果たしてきました。これらの宣言などの内容は、医の倫理を中核とするものであります。そして、WMAの大きな活動のひとつとして、これらの膨大な経験をもとにした医の倫理の総合的なガイドラインを作成することが、かねてより待たれておりました。

WMAがこうした要望に見事に応えて完成したのがこの『Medical Ethics Manual』であります。WMA倫理部門のチーフであるJohn R Williams博士が中心となって、著名な医師や倫理学者たちを動員して編集されました。この内容は、医の倫理に関わる問題を包括した、きわめて画期的なものとなっております。原文は英文ですが、すでに12ヶ国語に翻訳され、現在も多くの国で翻訳が進められていると聞いております。

この日本語版『WMA医の倫理マニュアル』が、わが国の医師、看護師をはじめとする医療現場におられる方々、また医学生、医療・保健に関わるすべての方々、倫理関係者、法律家などに広く読まれ、さまざまな今日的問題解決のための指針として役立てていただければ発行者として大きな喜びです。

末筆ながら、この冊子の監訳をしていただいた東京大学の樋口範雄教授に、この場を借りて感謝を申し上げます。

2007年4月

日本医師会会長
唐澤 祥人

CONTENTS

WMA Medical Ethics Manual 日本語版（改訂版）の刊行にあたって　……横倉義武… 3
WMA Medical Ethics Manual 日本語版（初版）の刊行にあたって　………唐澤祥人… 4
謝　辞　7
序　文　8

はじめに …………………………………………………………………… 9
■ *1* 医の倫理とは？　10
■ *2* なぜ医の倫理を研究するのか？　12
■ *3* 医の倫理、医師の専門職意識、人権、法　13
■ 　結　論　14

第 *1* 章　医の倫理の主要な特徴 ……………………………………… 15
■ 　目　標　15
■ *1* 医療に特有なこととは？　16
■ *2* 医の倫理に特有なこととは？　16
■ *3* 何が倫理的かを誰が決めるのか？　18
■ *4* 医の倫理は変化するのか？　20
■ *5* 医の倫理は国により異なるのか？　21
■ *6* WMA の役割　22
■ *7* WMA は何が倫理的かをどのように決めるのか？　23
■ *8* 個々人は何が倫理的かをどのように決めるのか？　23
■ 　結　論　27

第 *2* 章　医師と患者 …………………………………………………… 29
■ 　目　標　29
■ 　ケース・スタディ①　30
■ *1* 医師・患者関係に特有なこととは？　30
■ *2* 個人の尊重と平等な扱い　31
■ *3* コミュニケーションと同意　35
■ *4* 判断能力のない患者のための意思決定　38
■ *5* 守秘義務　41
■ *6* 出生に関する問題　45
■ *7* 終末期に関する問題　46
■ 　ケース・スタディを振り返って　49

第 *3* 章　医師と社会 …………………………………………………… 51
■ 　目　標　51
■ 　ケース・スタディ②　52
■ *1* 医師と社会の関係に特有なこととは？　52

- ■2 二重忠誠　53
- ■3 資源配分　55
- ■4 公衆衛生　59
- ■5 国際保健　61
- ■6 医師と環境　62
- ■　ケース・スタディを振り返って　63

第4章 医師と同僚　65

- ■　目　標　65
- ■　ケース・スタディ③　66
- ■1 医学的権威に対する問題提起　66
- ■2 同僚医師、教師、学生との関係　67
- ■3 安全でない行為や非倫理的な行為の報告　69
- ■4 他の医療専門職との関係　70
- ■5 協　力　71
- ■6 対立の解消　72
- ■　ケース・スタディを振り返って　74

第5章 倫理と医学研究　75

- ■　目　標　75
- ■　ケース・スタディ④　76
- ■1 医学研究の重要性　76
- ■2 臨床実務における研究　77
- ■3 倫理要件　79
- ■　ケース・スタディを振り返って　86

第6章 結　論　87

- ■1 医師の責任と特権　88
- ■2 自分自身に対する責任　90
- ■3 医の倫理の未来　91

付　録　93

- ■付録A　──用語解説　94
- ■付録B　──インターネット上の医の倫理に関する主な情報源　97
- ■付録C　──世界医師会(WMA)：全世界の医学校のカリキュラムに医の倫理と人権を含めることに関するWMA決議
  世界医学教育連盟(WFME)：質向上のための国際基準
  　──基礎医学教育　98
- ■付録D　──医学校における倫理教育強化のために　100
- ■付録E　──ケース・スタディ（追加）　101

『WMA 医の倫理マニュアル 原著第 3 版』日本語版付録 104
- WMA ジュネーブ宣言 104
- WMA 医の国際倫理綱領 105
- WMA ヘルシンキ宣言 ── 人間を対象とする医学研究の倫理的原則 106
- 患者の権利に関する WMA リスボン宣言 113
- 患者の安全に関する WMA 宣言 117
- 安楽死に関する WMA 宣言 118
- 医師の支援を受けてなされる自殺に関する WMA 声明 118
- 安楽死に関する WMA 決議 119
- 終末期疾患に関する WMA ベニス宣言 120
- 終末期医療に関する WMA 宣言 122

あとがき ……………………………………………………………… 畔柳達雄 … 127

謝 辞

WMAは、本書の草案に幅広く内容の深いコメントを提供してくださった以下の方々に、心から感謝いたします。

Prof. Solly Benatar, University of Cape Town, South Africa
Prof. Kenneth Boyd, University of Edinburgh, Scotland
Prof. Annette J. Braunack-Mayer, University of Adelaide, Australia
Dr. Robert Carlson, University of Edinburgh, Scotland
Mr. Sev Fluss, WMA and CIOMS, Geneva, Switzerland
Prof. Eugenijus Gefenas, University of Vilnius, Lithuania
Dr. Delon Human, WMA, Ferney-Voltaire, France
Dr. Girish Bobby Kapur, George Washington University, Washington, DC, USA
Prof. Nuala Kenny, Dalhousie University, Halifax, Canada
Prof. Cheryl Cox Macpherson, St. George's University, Grenada
Ms. Mareike Moeller, Medizinische Hochschule Hannover, Germany
Prof. Ferenc Oberfrank, Hungarian Academy of Sciences, Budapest, Hungary
Mr. Atif Rahman, Khyber Medical College, Peshawar, Pakistan
Mr. Mohamed Swailem, Banha Faculty of Medicine, Banha, Egypt, and his ten fellow students who identified vocabulary that was not familiar to individuals whose first language is other than English.

WMA医の倫理マニュアル（英語版）の初版は教育助成金としてJohnson ＆ Johnsonより一部支援を受けました。

序文

Dr. Delon Human^{訳注1}
WMA事務総長

医の倫理の基礎を作った人たちにはヒポクラテスなどがいます。彼らが医の倫理について書にまとめたのは2000年以上も前のことです。信じがたいことに、医の倫理を教えるために医師が普遍的に利用できる基礎的なカリキュラムは今日までありませんでした。この空白を埋めるために『WMA医の倫理マニュアル』が初めて作成されました。このたび本書が刊行されるに至ったことを大変名誉に思っています。

本書の構想は1999年の第51回WMA総会にまでさかのぼります。各国の医師会を代表して世界から集まった医師が、「医の倫理と人権をカリキュラムの必須科目とすることを全世界の医学校に対して強く勧告する」ことを決議しました。これを受けて、すべての医学生と医師を対象とした、医の倫理の基礎教材を作成する準備が始まりました。本書はWMAの方針を踏まえていますが、WMAの方針文書そのものではありません。WMA倫理部門が指導してとりまとめた、世界規模での創意と意見交換の成果であると言えます。

現代の医療ではきわめて複雑で多面的な倫理的ジレンマが引き起こされています。医師はこれらに適切に対応する準備が多くの場合できていません。本書は、医師の倫理的な思考と実務を強化し、これらのジレンマに倫理的な解決策を見出すためのツールとなるように構成されています。「正しいことと誤ったこと」のリストではなく、健全で倫理的な意思決定の基礎となる医師の良識を高める企画なのです。そのためいくつかのケース・スタディが紹介されており、チーム内での議論だけでなく、個人的に倫理について熟考するときにも役立つようになっています。

倫理と信頼という枠組みのなかで、科学的知識と治療との交流を促す独特な人間関係という患者・医師関係に携わることは、医師に与えられた名誉ある権利であると思われます。本書では医師が関わるさまざまな関係において生じる問題を扱っています。その根底にあるのは常に患者・医師関係です。最近、人的および資金面の制約などに直面していますので、本書は倫理的な行為を通してこの絆を強化する必要性を示しています。

最後になりますが、医の倫理の議論においては常に患者が中心です。倫理上、治療に関わるどのような決定においても患者一人ひとりの最善の利益を第一に考えるべきだということは、ほとんどの医師会の基本政策において認められています。この『WMA医の倫理マニュアル』が、医学生や医師が日頃直面する多くの倫理問題を解決に導き、**患者第一 (TO PUT THE PATIENT FIRST)** という原則を実践する方法を見出す一助となれば幸いです。

訳註1：南アフリカ出身。1997〜2004年までWMA事務総長を務める。現在の事務総長はOtmar Kloiber氏(ドイツ出身、2005年〜)。

はじめに

1 医の倫理とは？

どこの国でも起こりうる以下の事例を考えてみましょう。

1. P医師は、経験と技術のある外科医である。地域の中規模病院に勤めており、今まさに夜勤を終えようとしていた。そこへ若い女性が母親に連れてこられた。だが、この母親は、受付の看護師に他にも子供たちがいて面倒を見なくてはならないと伝えると、すぐに帰ってしまった。患者は腟から出血していてひどく痛がっている。P医師は彼女を診察し、流産か自己堕胎をしたのだと診断した。彼はすぐに子宮頸管拡張と内膜搔爬を行い、退院するまでの費用を負担できるかどうかを患者に尋ねるよう、看護師に指示した。そして後をQ医師に頼み、患者と一言も交わさないまま帰宅した。

2. S医師は、自分が診察する前か後かにかかわらず、同じ病気で他の医師の診察を受ける患者に対して、徐々に不満を感じるようになっている。医療資源の無駄で、患者の健康にも逆効果だと考えるからである。彼女は、このような患者には、同じ病気で他の開業医の診察を受け続けるのならば、これからはもう治療しないと伝えようと決めた。さらに、彼女は国レベルの医師会に働きかけて、政府にこの種の医療資源の無駄遣いをやめさせるよう運動するつもりである。

3. C医師は、ある市立病院が新たに採用した麻酔科医（*anaesthetist*）＊だが、手術室での先輩外科医のやり方に驚いた。この外科医は、いまだに古い手技を用いており、その結果、手術は長引き、術後の痛みがひどく、回復まで時間もかかる。しかも、彼は患者についてしょっちゅうひどい冗談を飛ばし、手術を補助する看護師たちもうんざりしている。C医師は後輩スタッフとして、その外科医を個人的に批判することや、当局に報告することにはためらいを感じている。しかし、彼としても、状況改善のために何かしなければならないと考えている。

4. R医師は、小さな田舎町の家庭医（general practitioner）[訳注1]である。今回、

＊：イタリック体の用語は用語解説（付録A）に掲載。

骨関節症に対する新しい非ステロイド性の抗炎症薬（NSAID）の治験に参加するよう、開発業務受託機関（CRO）から働きかけがあった。彼女は、患者を治験登録すると、その数に応じてお金を受け取ることになる。CROは、この治験に必要とされるすべての承認を得ており、もちろん倫理委員会の承認も得ていると保証している。R医師は、これまで治験に参加したことがないが、特に特別な対価も得られることで気をよくしている。そこで、彼女は、その治験の科学的、倫理的側面についてさらに問い合わせることなく、参加を承諾した。

これらの事例はいずれも倫理的な課題を提起するものです。ここで問題となるのは、医師（*physician*）*の**行動（behaviour）**と**意思決定（decision-making）**であり、たとえば糖尿病の治療や二重のバイパス形成手術をどう行うかといった科学的、技術的問題ではなく、価値（*values*）*、権利、責任が問題となっています。医師は、科学的、技術的問題と同じように、この種の問題にもしばしば直面します。

診療の現場では、自分の専門や状況にかかわらず、簡単に答えられる問題もあります。単純骨折の治療や単純裂傷の縫合は、これらの施術に慣れている医師にとって難しいことではありません。その一方で、治療方法が非常に不確実であったり、意見が分かれるような病気もあります。結核や高血圧のようなよく見られる病気でさえ、そのようなことが起こります。同じように、医療における倫理問題もすべてが同じように難しいわけではなく、比較的解決しやすい問題もあります。その理由は主に、その状況における正しい方法について、すでに確立した合意（*consensus*）*があるからです（例：患者を被験者にするには、医師は常に患者の同意を求めなければならない）。けれども、はるかに難しい問題もあります。特に、まったく合意が得られていなかったり、どの手段をとってもそれぞれ欠陥があったりするような問題です（例：希少な医療資源の配分など）。

では、倫理とは厳密に何であり、医師がそのような問題を扱う際にどのように役立つのでしょうか？　単純に言えば、倫理とは道徳性（morality）の検討であり、過去、現在、未来を問わず、道徳的な判断と行動について慎重かつ体系的に考察し、分析することです。道徳性とは、人間の意思決定と行動の価値に関わることです。道徳性の用語には、「権利」「責任」「美徳（*virtues*）*」などの名詞、「善い・悪い」「正しい・誤った」「公正な・不正な」などの形容詞があります。これらの定義に従え

訳註1：ケース・スタディ4は人頭払いという日本にはない制度を扱っている。General practitioner（GP）は、ゲートキーパーとしての機能を果たす医師のことであり、厚生労働省は「家庭医」と訳している。

ば、道徳性が**行為**(doing)に関する問題であるのに対し、倫理とは主として**知識**(knowing)に関する問題です。両者のこのような密接な関係は、倫理が、決定や行動方法の選択に対して合理的な基準を与えることを重視するところからきています。

倫理は、人の行動と意思決定のあらゆる側面を扱うため、多くの分科や部門をもつ広大で複雑な学問分野となっています。本書が対象とするのは**医の倫理**(medical ethics)で、これは医療行為における道徳問題を扱う倫理の一部門です。医の倫理は、生命倫理(*bioethics*)*〔生物医学倫理(*biomedical ethics*)*〕と密接に関連していますが、同一ではありません。医の倫理は主に医療行為から生じる問題を扱いますが、生命倫理はもっと一般的に、生物科学の発展によって生じる道徳問題に関わる非常に幅広い分野を対象としています。また、生命倫理は、第2章で見るように、医の倫理の基礎である特定の伝統的価値を受け入れる必要がないという点においても、医の倫理とは異なります。

学問分野としての医の倫理は、独自の専門用語を発達させており、なかには哲学の分野から借用された用語も多くあります。本書は特に哲学の知識がなくても読めるよう、重要な用語の定義は、それが使用されている本文中か巻末の用語解説に示してあります。

2 なぜ医の倫理を研究するのか？

「医師が知識と技術のある臨床医である限り、倫理など問題ではない」

「倫理は家庭で学ぶもので、医学部で学ぶものではない」

「医の倫理は、先輩医師がどうふるまうかを見て学ぶものであり、本や講義から学ぶものではない」

「倫理は重要だが、カリキュラムはすでにびっしりなので、倫理を教える余裕はない」

これらは、医学部のカリキュラムで倫理学が主要科目になっていない理由としてよくあげられます。それぞれもっともだと言える部分もありますが、あくまでも一部でしかありません。十分な時間と資源を使って医学生に倫理を学ばせる必要があるという認識は、世界中の医学校で高まっています。WMAや世界医学教育連盟（World Federation for Medical Education）などの団体からも、その方向性を肯定するような強い勧告が出されています（**付録C参照**）。

本書を通して、医学教育における倫理の重要性がはっきりするはずです。つまり、倫理は医療行為の本質的な構成要素であり、これまでも常にそうでした。個人の尊重、インフォームド・コンセント、守秘義務などの倫理原則は、医師・患者関係の基本です。しかし、これらの原則を実際に適用しようとすると、問題の生じることが多くあります。ある状況のなかで何が正しい方法かについて、医師、患者、患者の家族、その他の医療従事者が合意できないこともあります。倫理を研究することで、医学生はそのような困難な状況のあることを理解し、合理的かつ原則に沿って対処することができます。また、倫理は、医師が社会や他の同僚と仕事をしたり、医学研究を行う際にも重要です。

3 医の倫理、医師の専門職意識、人権、法

第1章で見ていくように、ともかくも紀元前5世紀のギリシャの医師で、医の倫理の創始者とされるヒポクラテス以降、倫理が医学に不可欠な要素であることは確かです。ヒポクラテス以後、医療は**専門職（profession）**であり、医師は自分の利益よりも患者の利益を優先することを公に約束するものだという概念が生まれました（これについては第3章でさらに触れます）。本書を通して、倫理と専門職意識（professionalism）との密接な関係が明確になるでしょう。

近年、医の倫理は**人権（human rights）**の発展に大きな影響を受けてきました。さまざまな道徳的伝統が存在する多元主義（*pluralistic*）＊と多文化の世界では、主要な国際人権条約などが、国家や文化の境界を越える医の倫理の基盤とされます。医師は強制移住や拷問などの人権侵害の結果としてもたらされる医療問題に直面することも少なくありません。治療を受ける権利は人権かどうかという議論も大きく関係してきます。それは、ある特定の国でこの問いにどのような答えが出さ

れているかによって、誰が医療を受けられるかがほぼ決まるからです。医療行為に影響を及ぼすことから、本書でも人権問題については慎重に検討していきます。

医の倫理は、**法（law）** とも密接に関係しています。ほとんどの国には患者の治療や研究における倫理問題を医師がどう扱うべきかを定めた法律があります。さらに、医師免許の許可や規制を行う各国当局は、倫理に違反した医師を罰することができ、実際に罰しています。しかし、倫理と法は同一のものではありません。多くの場合、倫理は法よりも高い基準の行為を要求し、ときには、医師に非倫理的行為を求める法には従わないことを要求します。さらに、法が国によって大きく異なるのに対し、倫理は国境を越えて適用されます。このような理由で、本書では法よりも倫理に焦点を当てていきます。

結 論

医療はサイエンス（science）であると同時にアート（art）である。サイエンスは観察できることや計量できる事柄を扱うため、有能な医師であれば、疾患の兆候を認識し、健康を回復する術を知っている。しかし、サイエンスとしての医療には、特に人それぞれの個性、文化、宗教、自由、権利、責任に関わる部分において限界がある。医療のアートとしての側面とは、サイエンスとしての医学と技術を個々の患者、家族、そして地域社会──これらは同じものが２つない──に対して適用することである。個人、家族、地域社会に存在する違いのほとんどは、生理学的なことではないため、その違いを認めて対応するには、倫理とともに、教養、人文科学、社会科学が主要な役目を果たす。実際、倫理の内容自体がこれらの他の学問から得られる洞察やデータによって豊かになる。たとえば、臨床上のジレンマを劇のように表現したほうが、単に事例を並べるよりも、倫理的考察や分析を深めるのに効果的な場合もある。

本書は、医の倫理の基礎的な入門とその中心的課題のいくつかを提示することしかできない。本書を通じて、医療の倫理的側面、特に読者自身がこれから医療のなかで直面していく倫理問題について、常に向き合っていく必要性を理解していただきたい。この分野の知識を深めるうえで助けとなるよう、付録Ｂに情報源のリストを掲載した。

Principal Features of Medical Ethics

第1章
医の倫理の主要な特徴

目標

第1章を終えると、以下のことが習得できるはずである。

- 倫理が医療にとってなぜ重要なのかを説明できる。
- 医の倫理に関わる主な文献を示すことができる。
- 自分自身のアプローチを含め、倫理的な意思決定に対する多様なアプローチを理解できる。

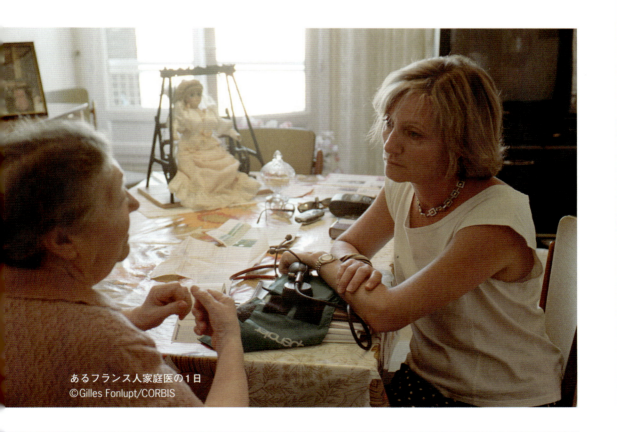

あるフランス人家庭医の1日
©Gilles Fonlupt/CORBIS

1 医療に特有なこととは？

有史上のほぼどの時代においても、そして世界中のほぼどこにおいても、医師であることには特別な意味がありました。人々は、肉体や精神の苦痛からの解放や、健康や正常な状態への復帰という、最も緊急の必要性に迫られ、助けを求めて医師のもとへとやって来ます。医師に体の最も恥ずかしい部分を含むあらゆる部位を見せ、触り、動かすことを許します。人々がそうするのは、医師は患者の最善の利益のために行動すると信頼しているからです。

医師の地位は国により異なり、ひとつの国の中でさえ異なることがあります。しかし、全般的にその地位は低下しているようです。多くの医師は、かつてほど自分たちが尊敬されていないと感じています。国によっては、医療の管理が医師から専門の経営者や官僚へと移行し、医師が医療改革のパートナーというより、障害とみなされる傾向さえあります。かつては医師の指示に無条件に従っていた患者も、医師の提案が他の医療従事者やインターネットから得た情報と異なる場合には説明を求めます。今では医療技術者、看護師または救急隊員が、従来は医師だけに許されていた処置のいくつかを行うようになっています。

医師の地位を危ぶむこれらの変化にもかかわらず、医療は専門職として、それを必要とする患者に高く評価されています。医学には、最も才能があり、勤勉で、献身的な多くの学生が相変わらず惹きつけられています。患者と学生双方の期待に応えるためには、医師が医療の中核となる価値、特に共感、能力、自律について知り、自ら示していくことが重要です。これらの価値は、基本的人権の尊重とともに、医の倫理の基盤となっています。

2 医の倫理に特有なこととは？

共感、能力、自律は医療のためだけのものではありませんが、医師には、非常に高い次元でこれらを示すことが期待されています。

共感 (compassion) は、他者の苦痛に対する理解と気遣いと定義され、医療の

実践には欠かせないものです。患者が抱える問題を扱うためには、医師は、患者が経験している症状とその原因を突き止め、苦痛を取り除く手助けをしたいと強く願わなければなりません。患者が、医師が病気から来る患者の不安を理解し、病気ではなく患者自身を治療してくれていると感じ取ると、よりよい治療効果が表れるものです。

医師には高度の**能力（competence）**が期待され、要求されます。能力がないと、患者を死や深刻な病状に追いやりかねません。医師は、能力を確実に習得するために、長期の訓練を受けますが、医学的知識の急速な発展を考えれば、医師となった後もその能力の維持が継続的な課題となります。さらに、維持を必要とするのは科学的知識や技術だけではなく、倫理的な知識、技術、態度も同様です。医療の実践や社会的、政治的環境の変化とともに、新たな倫理問題が生じるからです。

自律（autonomy）あるいは自己決定（self-determination）は、年月とともに、最も変化してきた医療の核心的価値です。患者の治療方法を決定するにあたり、医師には伝統的に高度の臨床上の自律性が認められていました。医師（医療専門職）は全体として、医学教育や医療水準を自由に決定していました。本書で明らかになるとおり、医師の自律性を前面に出すこのようなやり方は、多くの国において、政府や、医師に関わるその他の規制当局によって、抑制されつつあります。このような難しい状況にもかかわらず、医師は、臨床家と専門職としての自律性をいっそう重視し、それをできる限り守ろうとしています。同時に、患者に影響を及ぼす事項については、患者自身が最終的な意思決定を行うべきだという、患者の自律性（patient autonomy）を認める動きが、世界中の医師の間で広がりつつあります。本書でも、医師の自律性と患者の自律性を尊重するために起こりうる衝突に関わる事例を扱っています。

これら3つの中心的価値を厳守すること以外にも、医の倫理は、たとえばWMAの**ジュネーブ宣言（Declaration of Geneva）**や綱領のような宣誓の形で、公に発表されている（*professed*）*という点で、万人に適用される一般倫理とは異なっています。宣誓や綱領は、国々の間だけでなく国内でさえも異なるものですが、それらには多くの共通点があります。たとえば、医師は自らの利益よりも患者の利益を優先すること、人種、宗教、その他の人権的見地から患者を差別しないこと、

＊：イタリック体の用語は用語解説（付録A）に掲載。

患者の秘密を守ること、必要があれば誰にでも緊急治療を提供することなどの約束が含まれています。

> ### WMAジュネーブ宣言
>
> 医師の一人として参加するに際し、
> - 私は、人類への奉仕に自分の人生を捧げることを厳粛に誓う。
> - 私は、私の教師に、当然受けるべきである尊敬と感謝の念を捧げる。
> - 私は、良心と尊厳をもって私の専門職を実践する。
> - 私の患者の健康を私の第一の関心事とする。
> - 私は、私への信頼のゆえに知り得た患者の秘密を、たとえその死後においても尊重する。
> - 私は、全力を尽くして医師専門職の名誉と高貴なる伝統を保持する。
> - 私の同僚は、私の兄弟姉妹である。
> - 私は、私の医師としての職責と患者との間に、年齢、疾病もしくは障害、信条、民族的起源、ジェンダー、国籍、所属政治団体、人種、性的志向、社会的地位あるいはその他いかなる要因でも、そのようなことに対する配慮が介在することを容認しない。
> - 私は、人命を最大限に尊重し続ける。
> - 私は、たとえ脅迫の下であっても、人権や国民の自由を犯すために、自分の医学的知識を利用することはしない。
> - 私は、自由と名誉にかけてこれらのことを厳粛に誓う。

3 何が倫理的かを誰が決めるのか？

倫理は多元主義的(*pluralistic*)＊です。何が善で何が悪かについての意見は分かれ、合意が得られたときでさえ、その理由は異なることがあります。社会によっては、合意が得られないことが普通とみられ、他人の権利さえ侵害しなければ、望むように行動する自由が大幅に認められています。しかし、より伝統的な社会では、どのように行動すべきかについての倫理的合意や社会的圧力が大きく、ときには法に裏打ちされて存在します。そのような社会では、多くの場合、文化や宗教が倫理的行動を決定する支配的な役割を担っています。

そのため、「一般の人々にとって何が倫理的かを誰が決めるのか」という問いに対する答えは社会によって異なり、同じ社会内でさえも異なります。自由主義社会では、家族や友人、宗教、メディアその他、外部の情報から影響を受けやすいものの、個人には何が倫理的かを決定する自由が広く認められています。より伝統的な社会では、個人よりも家族や部族の長老、宗教的権威、政治的リーダーが、何が倫理的かを決めるうえで大きな役割を担っています。

このような相違があるにもかかわらず、いくつかの基本的な倫理原則についてはほぼ合意ができていると言えます。基本的な倫理原則とは、国連の**世界人権宣言（Universal Declaration of Human Rights）**やその他の広く受け入れられ、正式に承認された文書で宣言されている基本的人権です。医の倫理にとって特に重要とされるこの人権には、生命に対する権利、差別、拷問、および残酷で非人道的または尊厳を傷つけるような扱いからの自由、言論と表現の自由、国内の公的サービスに平等にアクセスする権利や医療を受ける権利が含まれています。

医師にとって「何が倫理的かを誰が決めるのか」という問いに対する答えは、最近まで、一般の人々の場合といくらか違っていました。何世紀もの間、医療専門職は自分たちのとるべき行動基準を作り、倫理綱領や関連する方針文書の形で表現してきました。世界規模で言えば、WMAは、どこに住みどこで診療を行うかにかかわらず、医師に求められるべき行動を明示したさまざまな倫理声明を出してきました。大半とは言えなくとも多くの国の医師会は、適切な倫理基準の制定と実施に責任をもってきました。各国の医療法へのアプローチ次第では、それらの基準が法的効力をもつ場合もあります。

ただし、自らの倫理基準を決定できるという医療専門職の特権は、絶対的なものだったわけではありません。たとえば、以下のような例もあります。

- 医師は常にその国の一般法の下にあり、しばしば法律違反で罰せられてきた。

- 医療組織のなかには、宗教的な教義に強く影響を受けているものがあり、すべての医師に適用される義務以外に、宗教的教義による義務が加わる場合がある。

- 現在では多くの国において、相当数の医師以外の人が医師の行動基準の策定や遵守の監視組織に参加している。

医師会の倫理的指示は一般的な性質のもので、医師が医療の場で直面するすべての状況をうまく扱うことはできません。ほとんどの状況で、医師は何が正しい行動かを自分で決めなければならないのですが、そのような決定をする際にも、同じような状況で他の医師ならどうするのかを知っていると便利です。医の倫理綱領や方針文書には、医師がとるべき行動についての一般的なコンセンサスが反映されているので、別の行動をとる十分な理由がない限り、それらには従ったほうがいいでしょう。

4 医の倫理は変化するのか？

長年の間に、医の倫理のいくつかの側面が変化してきたことはほぼ間違いありません。近年まで、医師には患者をどのように治療するかを決定する権利と義務があり、患者からインフォームド・コンセントを得る義務もありませんでした。それと対照的に、WMAの**患者の権利に関する宣言（リスボン宣言）(Declaration on the Rights of the Patient)** 2005年版は次のような文章で始まっています。「医師、患者およびより広い意味での社会との関係は、近年著しく変化してきた。医師は、常に自らの良心に従い、また常に患者の最善の利益のために行動すべきであると同時に、それと同等の努力を患者の自律性と正義を保証するために払わねばならない」。今では、多くの人々が、自分こそが医療提供者であり、医師は助言者か相談相手だと考えています。このセルフケアの重視はまだ一般的にはなっていないものの、確実に広がっています。そして、患者・医師関係は全体的な変化の兆しを見せており、医師に以前とは異なる倫理的義務が生じようとしています。

最近まで、医師は一般的に、自分が説明責任を負う (*accountable*)*のは、自分自身と同僚の医療専門職、そして信仰をもつ場合には神だけだと考えていました。今では説明責任の対象が増え、患者、病院およびマネージドケア (*managed healthcare*)*組織などの第三者、医師免許の発行や規制を行う当局、ときには裁判所に対しても説明責任を負います。第3章で二重忠誠を論じる際に明らかになるように、これらのさまざまな説明責任は、互いに衝突することがあります。

医の倫理は他の面でも変化してきました。人工妊娠中絶に関与することは、最近

まで医の倫理綱領で禁止されていましたが、現在では、多くの国において、一定の条件下で医療専門職に認められています。伝統的な医の倫理では、医師は患者に対してのみ唯一責任を負っていたのに対し、今では、たとえば希少な医療資源の配分といった、社会の要請をも考慮すべきだと一般に考えられています（**第3章参照**）。

医学や技術の発達により、伝統的な医の倫理では答えられない新たな倫理問題が生じています。生殖補助医療、遺伝学、医療情報学、延命措置などにはすべて医師の関与が必要ですが、患者の利益になる大きな可能性がある一方で、実施方法によっては害をもたらすおそれがあります。これらの動きのそれぞれに医師が関与すべきか、関与する場合はどのような条件の下でそうすべきかを決められるよう、医師会は、既存の倫理綱領に頼るだけでなく、それとは異なる分析手法も用いる必要があります。

医の倫理がこのように著しく変化しているにもかかわらず、医師の間では、医療の基本的価値と倫理原則は変わらないし、少なくとも変わるべきではないとの一致した見解があります。人が疾病を避けられない以上、治療をしてくれ、共感と能力をもち、自己決定のできる医師は、これからも必要とされるでしょう。

5 医の倫理は国により異なるのか？

医の倫理は、時代とともに、社会的価値や医学と技術の発展に応じて変わるもので、実際に変わってきています。同時に、同じ要因によって、医の倫理は国によっても異なります。たとえば、安楽死についての各国医師会の意見はかなり違います。安楽死を非難する医師会もあれば、中立的立場をとる医師会もあり、少なくとも1つの医師会、王立オランダ医師会は、条件付きで認めています。同様に、医療へのアクセスについても、すべての市民の平等を支持する医師会もあれば、大きな不公平を容認する医師会もあります。先進的な医療技術の発展によってもたらされる倫理問題に強い関心を抱く医師会もあれば、そのような技術に触れることのできない国では、こうした倫理問題自体が生じません。医師は政府から非倫理的な行為を強制されることはないと信じている国もあれば、たとえば、警察や軍から「疑わしい」傷害を報告するよう要求され、守秘義務などの倫理的義務

を果たすことが難しい国もあります。

このような違いは大きく見えるかもしれませんが、実は共通点のほうがはるかに多いのです。世界各国の医師に共通する点は多く、WMAのような組織で一堂に会した場合、長時間の議論が必要になることは多いものの、意見の分かれる倫理問題でも通常は合意に至ります。それは、共感、能力、自律という医の倫理の基本的価値が、医療のあらゆる側面における医師の経験や技術とあいまって、医の倫理の問題を分析し、一人ひとりの患者や市民そして国民全体の健康にとって最善の利益を見いだすための確実な土台となっているからです。

6 WMAの役割

WMAは、国籍や専門を問わず、すべての医師を代表することを目指す唯一の国際機関として、世界中に適用できる医の倫理の一般基準を確立する役割を担ってきました。1947年の設立当初から、ナチス・ドイツなどにおいて医師が犯した非倫理的な行為の再発防止に取り組んできました。WMAの最初の任務は、ヒポクラテスの誓いを20世紀に合わせて最新のものにすることでした。その成果がジュネーブ宣言であり、これは1948年の第2回WMA総会で採択されました。その後幾度か修正され、最近では2006年に修正されています。第二の任務は、医の国際倫理綱領 (International Code of Medical Ethics) を作成することで、こちらは1949年の第3回総会で採択され、1968年、1983年、2006年に修正されています。その次の任務は、被験者を用いた研究のための倫理的指針を策定することでした。これには、先の2つの文書よりもはるかに長い時間がかかり、1964年にやっと、ヘルシンキ宣言 (Declaration of Helsinki) として採択されました。これも同様に、ときに応じて修正されており、最近では2013年に修正されています。

これらの基本的な倫理規定に加えて、WMAは、これまで100以上の特定の問題に関する文書を採択してきました。それらの大部分は倫理的な内容ですが、医学教育や医療制度を含む社会医学問題を扱ったものも少なくありません。毎年のWMA総会で、既存文書の修正や新規文書の採択を行っています。

7 WMAは何が倫理的かをどのように決めるのか？

医師のような比較的結束力の強いグループ内においても、議論の多い倫理問題について国際的合意に到達することは、簡単なことではありません。毎年の総会で、倫理に関する新規文書や修正案の採択には4分の3以上の賛成を要求することによって、WMAは倫理指針における合意の確保を図っています。この高いレベルの合意に達する前提条件には、草案段階での十分な協議、WMA医の倫理委員会や、その問題のために特別に設置された作業部会に提出されたコメントの慎重な検討、それを受けての草案の改訂とそれに続く協議があります。このプロセスの長短は、問題の複雑さや新しさによって決まります。たとえば、**ヘルシンキ宣言**のある修正作業は1997年初頭に始まり、2000年10月にようやく終了しました。このときでさえ未解決の問題が残り、それらは医の倫理委員会や継続的な作業部会によって引き続き検討されています。

よいプロセスはよい結論を導くうえで必要ですが、よい結論を保証するものではありません。何が倫理的かを決めるとき、WMAは、すでにあるWMAの倫理規定や関連文書に反映されている医の倫理の長い伝統を参考にします。また、各国組織や国際組織、倫理に詳しい人が、その問題に対してどのような立場をとっているかにも留意します。インフォームド・コンセントなど、WMAが多数派意見と一致する場合もあります。一方、たとえば個人の医療情報の守秘義務などでは、政府や医療制度の管理者、さらに民間の事業者に対して、医師の立場を強調した意見にならざるをえないこともあります。WMAを特徴づける倫理に対するアプローチは、患者個人や被験者の利益を優先する点です。**ジュネーブ宣言**から引用するなら、医師は「私の患者の健康を私の第一の関心事とする」と約束しています。また、**ヘルシンキ宣言**では、「医学研究の主な目的は新しい知識を得ることであるが、この目標は個々の被験者の権利および利益に優先することがあってはならない」と述べています。

8 個々人は何が倫理的かをどのように決めるのか？

医師個人や医学生個人にとって、医の倫理は、WMAその他の医療組織の勧告に

単に従っていればよいというものではありません。通常、これらの勧告の内容は一般的で、現在直面している具体的状況に適用すべきかどうかは、各自が決定する必要があります。しかも、医療の場では、医師会の指針がないような倫理的問題が数多く生じます。自らの倫理的決定とその実行に対して、最終的に責任を負うのは個人です。

本書の冒頭で示した倫理問題については、さまざまなアプローチがあります。大まかに言って、それらは合理的でない（non-rational）か、合理的である（*rational*）＊かの2つのカテゴリーに分けられます。合理的でないとは、不合理（irrational）という意味ではなく、意思決定に際して、体系的、意識的に合理的理由を並べるようなアプローチとは区別されるという意味なので、この点に留意することが必要です。

1）合理的でないアプローチ：

- **服従（obedience）** は、倫理的決定方法として、特に子どもや、権威的組織（たとえば、軍、警察、ある種の宗教団体、多くの企業）のなかで働く人によって、よくとられる方法です。この場合の道徳性は、権威者のルールや指示に賛成するかどうかではなく、それに従うところにあります。

- **模倣（imitation）** は、正邪に関する判断を自分以外の他人の判断に依存する点で服従に似ています。従うのは自らモデルと定めた対象です。この場合の道徳性とは、モデルにならうことです。おそらく、向上心に燃える医師が医の倫理を学ぶ際に最もよくとる方法で、モデルは先輩医師であり、道徳の修得方法は、そこに描写されている諸々の価値を観察し理解することです。

- **感情（feeling）** や **願望（desire）** は、道徳的意思決定や行為に対する主観的アプローチです。何が正しいかは、何が正しいと感じるかであり、自らの願望を満たすことです。誤りとは、誤っていると感じることであり、願望を満たさないことです。この場合の道徳性の尺度は各個人のなかにあり、もちろん人によって大きく異なり、同一個人でもときによって異なることがあります。

- **直観（intuition）** は、ある状況における正しい方法を直ちに知覚することです。完全に主観的だという点で、願望と似ています。ただし、意志というより心に

位置する点で願望とは異なります。その限りでは、服従、模倣、感情、願望よりも、倫理的意思決定に関する合理的方法に近いと言えます。しかし、直観は体系的でも意識的でもなく、単なる洞察によるひらめきを通じて道徳的決定を導いています。感情や願望のように、人によって大きく異なり、同一個人でもときによって異なることがあります。

- **習慣（habit）** は、道徳的意思決定を行ううえで非常に効率的な方法です。以前扱った倫理的問題と同じような問題が生じるたびに、体系的な意思決定の過程を繰り返す必要がないからです。ただし、習慣のなかには、よい習慣（例：真実を伝えること）ばかりではなく、悪い習慣（例：嘘をつくこと）もあります。しかも、同じように見える状況でも、大幅に異なる決定が必要な場合もあります。したがって、習慣は有用ではあるものの、これだけに頼ることはできません。

2) 合理的アプローチ：

倫理学は道徳性の研究なので、意思決定や行為にこれらの合理的でないアプローチが広くとられていることは認識しています。しかし、倫理学が主として取り組んでいるのは、合理的アプローチのほうです。それには、義務論、結果主義、原則主義、美徳の4つのアプローチがあります。

- **義務論（deontology）** は、道徳的決定の基礎となりうる根拠の確かなルールを探求します。たとえば、「すべての人は等しく扱われるべきである」があります。その根拠は宗教的だったり（例：神が創造した人はすべて等しいという信仰）、宗教とは無縁だったりします（例：人間はほぼすべて同じ遺伝子を共有している）。ルールはいったん確立されると、特定の状況に適用しなければならないものですが、ルールが求めることについて合意が得られない余地が往々にしてあります（例：他の人間を殺してはならないというルールは、人工妊娠中絶や死刑を禁止できるのか否か）。

- **結果主義（consequentialism）** は、異なる選択と行動から起こりそうな結果や事態の分析を基盤として倫理的意思決定を行います。正しい行動とは、最善の結果を生む行動です。もちろん、何をよい結果とみなすかについて合意が得られないこともあります。結果主義の典型は、**功利主義（utilitarianism）** で、それは「効用」を尺度として用い、それを「最大多数の最大幸福」と定義します。医療

に関する意思決定において、結果を測る他の尺度としては、費用対効果とQOL (quality of life、生活の質) があります。後者は、QALYs (quality-adjusted life-years、質の面を計算に入れた生存期間) や、DALYs (disability-adjusted life-years、障害の程度を考慮に入れた生存期間) で評価されます。結果主義の支持者は、一般に原理・原則をあまり使いません。原理・原則はその意義を確定しにくく、相互間に優先順位をつけることや実際に適用することが難しいからです。しかもいかなる場合にも、結果主義にとって、道徳的意思決定の際に重要なはずの結果を考慮に入れないからです。しかし、このように原則を除外したために、結果主義では「結果が手段を正当化する」という非難をかわすことができません。たとえば、重要な社会の目的達成のためには、個人の人権も犠牲にできることになるという非難です。

- **原則主義 (principlism)** は、その名が示すように、倫理原則を道徳的決定の基礎とします。ルールと結果の両方を考慮しつつ、正しい行為を決定するために、これらの原則を特定の事例や特定の状況に適用します。特にアメリカ合衆国において、原則主義は近年の倫理的議論のなかで決定的な影響力をもってきました。なかでも、自律性の尊重 (respect for autonomy)、善行 (*beneficence*)*、無危害 (*non-maleficence*)*、正義 (*justice*)* の四原則は、医療における倫理的意思決定に最も重要なものとされてきました。確かに、原則は、合理的意思決定に重要な役割を果たします。しかし、この四原則を選択すること、特に自律性の尊重を他の3つの原則よりも優先することは、欧米の自由主義文化を反映しており、必ずしも普遍的ではありません。しかも、状況によっては、これらの四原則が衝突することも多く、そのような衝突を解決するための基準や手順が必要となります。

- **美徳 (virtue ethics)** は、意思決定よりも、その行動に表れる決定者の性格を重視します。美徳はひとつの優れた道徳性です。先に述べたように、医師にとって、特に重要な美徳のひとつは共感です。その他には、正直、思慮分別、献身があります。これらの美徳をもつ医師はよい決断をし、うまく行動します。ただし、有徳な人であっても、状況によってはどうすべきか確信をもてないことが多々あり、誤った決定を避けられません。

これら4つのアプローチや、これまでに提案されたそれ以外のアプローチのいずれも、普遍的な賛同を得てはいません。倫理的な意思決定のためにどの合理的ア

プローチを選ぶかは、合理的でないアプローチと同じように、人によって異なります。それぞれのアプローチには一長一短があるのだから当然であるとも言えます。おそらく、この4つを組み合わせ、それぞれの最善の特徴をすべて含んだものが、合理的に倫理的決定を行うための最善の方法ではないでしょうか。つまり、ルール（義務論）や原理・原則（原理主義）を状況に合わせて最大限に利用すれば、それらを十分考慮したことになります。また、代替案ごとに起こりうる結果（結果主義）を検討すれば、どの結果が望ましいかも判断できます。結局、決定に至るまでと、それを実行するまでの行為の両方を正しく行ったことになるでしょう（美徳）。このようなプロセスには、次の段階が含まれます。

1. その問題が倫理的な問題か否かを判断する。
2. 一般的にそのような問題を医師がどう扱うのかを知るために、医師会の倫理綱領や方針、および信頼のおける同僚などの権威ある情報を参考にする。
3. いくつかの解決案について、それぞれが支持する原理・原則と価値、およびそれを選択した場合の結果を考慮して検討する。
4. 選択した解決案を、それにより影響を受ける当事者と話し合う。
5. 影響を受ける当事者に対する思いやりを忘れずに、決定し、実行する。
6. 自分の決定を評価し、将来は別の行動もできるようにしておく。

結論

第1章では、後の章の基礎固めを行った。医の倫理で特定の問題を扱うときには、医師は歴史を通じて同じ問題に数多く直面しているということ、そしてその蓄積された経験と知恵は、今日でも非常に価値があるということを覚えておこう。WMAやその他の医療組織は、この伝統を継続し、医師にとって役立つ多くの倫理指針を提供している。しかし、倫理問題について、医師の間には広くコンセンサスがあるにもかかわらず、個々の事例をどう扱うかについては意見の分かれることがある。さらに、医師の見解が、患者や他の医療従事者の見解と大きく異なることもある。倫理的衝突を解決するためには、まず、倫理的な意思決定にはさまざまなアプローチがあることを理解しよう。そのなかには、自分自身だけでなく、自分が接する人々のアプローチも含まれる。こうしたことを頭に入れておけば、最善の方法を自分で決定でき、しかも他者にその決定を説明できるはずだ。

Physicians and Patients

第2章
医師と患者

目標

第2章を終えると、以下のことが習得できるはずである。

- すべての患者が尊重され、平等な扱いを受けるべきである理由を説明できる。
- インフォームド・コンセントの本質的な要素を特定できる。
- 自分で決定することができない患者のために、どのように医学的判断をすべきかを説明できる。
- 患者に対する守秘義務の正当性を説明できるとともに、守秘義務に合理的な例外があることを理解できる。
- 生命の始まりと終わりに生じる主な倫理的問題を理解できる。
- 安楽死／自殺幇助という行為に対する賛否両論、およびこれらの行為と緩和ケア (*palliative care*)＊もしくは治療の差し控えとの間の相違の要点を述べられる。

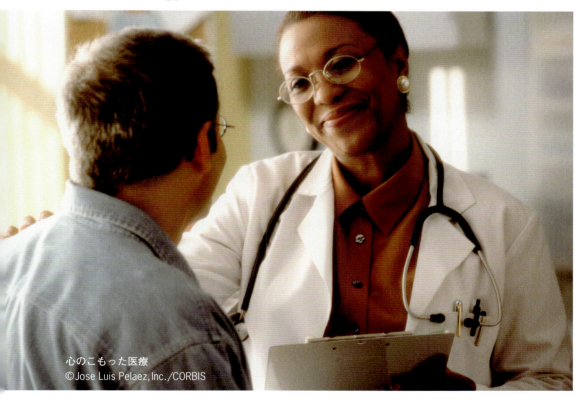

心のこもった医療
©Jose Luis Pelaez, Inc./CORBIS

ケース・スタディ①

> P医師は、経験と技術のある外科医である。地域の中規模病院に勤めており、今まさに夜勤を終えようとしていた。そこへ若い女性が母親に連れてこられた。だが、この母親は、受付の看護師に他にも子供たちがいて面倒を見なくてはならないと伝えると、すぐに帰ってしまった。患者は腟から出血していてひどく痛がっている。P医師は彼女を診察し、流産か自己堕胎をしたのだと診断した。彼はすぐに子宮頸管拡張と内膜搔爬を行い、退院するまでの費用を負担できるかどうかを患者に尋ねるよう、看護師に指示した。そして後をQ医師に頼み、患者と一言も交わさないまま帰宅した。

1 医師・患者関係に特有なこととは？

医師・患者関係は医療の要であり、それゆえに医の倫理の要です。前述したとおり、WMAジュネーブ宣言は、医師に、「私の患者の健康を私の第一の関心事とする」ことを命じ、医の国際倫理綱領にも、「医師は患者に対して完全な忠誠を尽くし、患者に対してあらゆる科学的手段を用いる義務がある」と記されています。第1章で論じたように、医師・患者関係をパターナリスティックなものとしてとらえる伝統的な解釈、つまり、医師が決定し、患者はそれに従うという考え方は、近年では倫理においても法においても、ほとんど受け入れられていません。しかし、多くの患者は自分自身の医療について決定することができないか、それを望まないため、患者の自律が大きな問題となることが少なくありません。それ以外にも医師・患者関係に関して、同じように問題になるものとして、コンピュータ化された医療記録と管理医療の時代における守秘義務や、死を早めたいとの望みに逆らって生命を維持する義務があります。

本章では、日常の診療業務において医師が特に問題とする6つのトピックスを扱います。個人の尊重と平等な扱い、コミュニケーションと同意、判断能力のない患者のための意思決定、守秘義務、出生に関する問題、そして終末期に関する問題です。

＊：イタリック体の用語は用語解説（付録A）に掲載。

2 個人の尊重と平等な扱い

すべての人間は尊重と平等な扱いを受けるべきだという信念は、比較的最近のものです。ほとんどの社会において、個人を尊重せず不平等に扱うことは、普通で当たり前のこととされていました。奴隷制度はこのような慣習のひとつで、ヨーロッパ植民地とアメリカ合衆国では19世紀になるまでなくならず、世界にはまだ続いているところもあります。南アフリカのような国における、非白人に対する制度的差別の廃止はごく最近のことです。ほとんどの国で、女性はまだ十分に尊重されず、不平等な扱いを受けていると感じています。年齢、障害、性別に基づく差別は広範囲にわたって存在します。すべての人間は平等に扱われるべきだという主張に対し、明らかに相当の抵抗が残っているのです。

人類がゆっくりと変化させてきた人間は平等であるとの信念は、ヨーロッパおよび北アメリカで17、18世紀に始まりました。それは2つの対立するイデオロギー、すなわちキリスト教教義の新しい解釈と、反キリスト教的合理主義によってもたらされました。前者はアメリカ独立革命と権利章典を、後者はフランス革命とそれによる政治の発展をもたらしました。これら2つの影響下で、非常にゆっくりとしたペースではありますが、民主主義が定着し、世界中に普及していきました。その根底には、すべての男性（それよりはるかに遅れて女性）には、政治的平等と、誰が自分たちを治めるべきかについて発言するのは、当然の権利だという信念がありました。

20世紀には人権という観点から、人間の平等という概念の精緻化が行われました。新しく設立された国際連合が真っ先にとった行動のひとつは、**世界人権宣言**（1948年）の採択であり、その第1条では、「すべての人間は、生まれながらにして自由であり、かつ、尊厳と権利とについて平等である」と規定しています。他の多くの国際組織や国の組織も、全人類、全国民、あるいはあるグループの人々のために、権利宣言を制定しました（「子どもの権利」「患者の権利」「消費者の権利」など）。これらの宣言に基づく行動を促進するための組織も多数作られました。しかし残念なことに、人権は多くの国においていまだに尊重されていません。

長年、医療専門職は、患者の平等と権利について、やや矛盾する見解をもってきました。医師は、「私の医師としての職責と患者との間に、年齢、疾病もしくは

障害、信条、民族的起源、ジェンダー、国籍、所属政治団体、人種、性的志向、社会的地位あるいはその他どのような要因でも、そのようなことに対する配慮が介在することを容認」してはならないと言われてきました（ジュネーブ宣言）。ところが同時に、医師は、救急の場合を除き、患者の受け入れ拒否の権利を主張してきたのです。拒否の理由には、業務過多、教育上の資格（の欠如）、および専門外などの正当な根拠もありますが、もし患者を拒否するのに理由をあげなくてもよいとするならば、医師は説明責任を負うことなしに、簡単に差別を行ってしまう可能性があります。この点では、法や懲戒当局よりもむしろ、医師の良心が人権侵害を防ぐ唯一の方法かと思われます。

たとえ医師が患者を選択する時点で、個人の尊重と人間の平等を侵害しなかったとしても、それでもなお患者に対する態度や扱い方のなかで、侵害してしまうおそれがあります。本章の冒頭に示したケース・スタディは、この問題を示しています。第1章で述べたように、共感は医療における中核的な価値のひとつであり、良好な診療関係に不可欠の要素です。共感とは、患者の尊厳と価値観に対する敬意に基づくものですが、それだけでなく、病気や障害に直面したときの患者の弱さを理解し、それに応えることでもあります。患者は、医師の共感に気付くと、医師が患者の最善の利益のために行動していることを、より深く信頼するようになります。その信頼は治癒のプロセスを助けるのです。

患者を尊重するならば、医師は治療の間、患者を回避可能な有害リスクにさらしてはなりません。近年、患者の安全は医療従事者や医療機関にとって主要な懸案事項となっています。いくつかの研究で示されているように、感染症対策（手指衛生を含む）、正確なカルテの記録、理解可能な医薬品ラベル、医薬品、注射および外科的処置の安全性が不十分であったことなどから、多くの患者が被害を受け、死亡例さえ出ています。WMAの**患者の安全宣言 (Declaration on Patient Safety)** では、医師に、「医療専門職という立場を超えて、患者を含むすべての関係者と協力して、患者の安全のために、プロアクティブ・システムズ・アプローチに取り組まなければならない」と求めています。

医師・患者関係に不可欠な信頼とは、一般に、医師がいったん引き受けた患者を見放してはならない、という意味に解釈されてきました。WMAの**医の国際倫理綱領**では、医師・患者関係が終了するのは、患者が別の技術をもった医師に診てもらいたいとするときだけだと特定しています。「医師は患者に対して完全な忠

誠を尽くし、患者に対してあらゆる科学的手段を用いる義務がある。診療や治療にあたり、自己の能力が及ばないと思うときは、必要な能力のある他の医師に相談または紹介すべきである」。しかしながら、医師が患者との関係を終わらせたいと望む理由は他にもあります。たとえば、医師が移転や閉業する場合、患者が医療費の支払いを拒否するか支払い能力がない場合、医師と患者がお互いに反感をもっている場合、患者が医師の勧めに従わない場合などです。それらの理由は、まったく正当な場合も、非倫理的な場合もあります。医師が患者との関係を終了させることを考えるときには、倫理綱領やその他の関連する指針を参照し、自らの動機を丹念に検討すべきでしょう。自分自身、患者、そして必要ならば第三者に対して、自らの決定の正当性を説明できなければなりません。その動機が正当ならば、患者が他の適切な医師を見つけられるように、またそれができなければ、患者にサービス中止についての適切な注意を与えるべきです。そのことによって、患者は別の医療サービスを見つけられるからです。たとえば人種的偏見のように、その動機が正当でないならば、その問題点を何とかするための対策を講じなければなりません。

多くの医師、特に公的機関に属する医師は、診療の対象となる患者を選べないことがあります。なかには暴力的で医師の安全を脅かす患者もいます。反社会的な態度や行動ゆえ、大迷惑としか言えない患者もいます。このような患者は、人として尊重され、平等な扱いを受ける権利を放棄したと見てよいのでしょうか。あるいは、医師は彼らとの間にすら、英雄的と言われるくらいの医師・患者関係を築かなければならないのでしょうか。このような患者については、自分自身とスタッフの安全および利益を守る責任と、患者の利益を促進させる義務との間のバランスをとらなければなりません。これら両方の責務を果たす方法を探すのです。もしそれができなければ、患者の治療のために、何か別の方法を考える必要があります。

すべての患者の尊厳と平等な扱いの原則に対するもうひとつの難問は、感染症患者の治療です。焦点はHIV／AIDSであることが多いのですが、それはこの病気が生命を脅かすというだけでなく、社会的な偏見を受けやすいからです。しかし、HIV／AIDSよりも医療従事者に感染しやすい疾病を含め、重篤な感染症は他にもたくさんあります。医師のなかには、自分が感染するのをいやがって、このような状態の患者に侵襲的な処置をするのをためらう人もいます。しかし、医の倫理綱領は、すべての患者を平等に扱うという医師の義務に関して、感染症

患者の例外を認めていません。**HIV/AIDS および医療従事者に関する WMA 声明**（Statement on HIV/AIDS and the Medical Profession）は、以下のように述べています。

> 医師による HIV／AIDS 患者への不当な差別は、医療業務から徹底的に排除されなければならない。
>
> 　すべての HIV／AIDS 患者に対しては、適切な予防策、サポート、治療が思いやりをもって行われ、また人としての尊厳が尊重されるべきである。
> 　医師が現時点における自らの能力により治療ができる状態の患者を、HIV 陽性であるというだけの理由で診療拒否することは倫理的に許されない。
> 　HIV／AIDS 患者が必要とする治療やケアを行うことができない医師は、治療を行うことのできる医師または医療機関への紹介を適切に行うべきである。患者の紹介が不可能な場合、あるいは紹介するまでの間、当該医師は自らの能力の限り患者に対処しなければならない。

医師・患者関係の親密な性質が性的関心を生じさせることがあります。伝統的な医の倫理の基本ルールによれば、そのような関心には抵抗しなければなりません。ヒポクラテスの誓いに次のような約束があります。「いかなる家を訪れるときも、私は病人の利益のために訪れ、意図的な不正や危害を一切行わず、とりわけ女か男か……にかかわらず性的関係を避ける」。近年、多くの医師会は、改めて医師と患者の間における性的関係の禁止を宣言しています。その理由は、2500 年前のヒポクラテスの時代にあった理由が今でも有効だからです。患者は弱い立場にあり、自分をよく治療してくれる医師に信頼を置いています。彼らは自分の治療が疎かにされるのではないかというおそれから、医師の性的な言い寄りに抵抗できないと感じるかもしれません。さらに、患者への感情移入によって医師の臨床的な判断が、悪影響を受ける可能性もあります。

後者の理由は、医師が自分の家族を治療する場合にも当てはまり、多くの医の倫理綱領において避けることが強く求められています。しかしながら、倫理綱領の他の要件と同じように、その適用は状況によって異なります。たとえば、へき地で働く個人開業医は、特に救急のときを含め、家族の治療をすべきことが認められます。

3 コミュニケーションと同意

インフォームド・コンセントは、今日の医の倫理における中心的な概念のひとつです。自らの医療について自己決定を行う患者の権利は、世界中の法律や倫理規定において謳われています。WMAの**患者の権利に関する宣言**は以下のように述べています。

> 患者は、自分自身に関わる自由な決定を行うための自己決定の権利を有する。医師は、患者に対してその決定のもたらす結果を知らせるものとする。精神的に判断能力のある成人患者は、いかなる診断上の手続き、ないし治療に対しても、同意を与えるかまたは差し控える権利を有する。患者は自分自身が決定を行ううえで必要とされる情報を得る権利を有する。患者は、検査ないし治療の目的、その結果が意味すること、そして同意を差し控えることの意味について明確に理解する必要がある。

インフォームド・コンセントに必要な条件は、医師と患者間で、うまくコミュニケーションがとれていることです。医療パターナリズムが当たり前だった時代のコミュニケーションは比較的単純です。それは、これこれの治療に従いなさい、と医師が患者に命令することでした。現在、医師は患者とのコミュニケーションにおいて、ずっと多くのことを要求されます。患者が決定をするために必要とされるすべての情報を提供しなければなりません。複雑な医学的診断、予後および治療方法をわかりやすい言葉で説明し、患者に治療方法の選択肢について、それぞれの長所と短所を含めて理解させ、質問があればそれに答え、患者が到達したどのような決定についても、可能であればその理由も含めて理解しなければならないのです。人は多くの場合良好なコミュニケーションの技術など生まれつきもっていません。それは意識的に、反省の繰り返しによって、身につけていかなければならないものなのです。

医師と患者の良好なコミュニケーションに対する2つの主な障害は、言葉と文化の違いです。医師と患者が同じ言語を話さない場合には通訳が必要となります。残念ながら、多くの場合には通訳の適任者がおらず、医師は何とかそうした人を探し出さなければなりません。文化は言語を含むだけでなく、さらに範囲が広いものなので、コミュニケーションの問題は倍加します。病気の性質や原因につい

て異なる文化をもつ患者は、医師から示された診断や治療の選択肢を理解できないかもしれません。このような状況では、患者が健康と治療をどう理解しているかを探り、医師としての助言をできるだけ上手に患者に伝えるために、なすべき努力を払うことになります。

患者が必要とし、知りたがっている診断結果、予後および治療方法の選択肢について、医師がすべての情報を首尾よく伝えることができたならば、患者はどのように治療を進めるかを、情報を得たうえで決定することになります。「同意（consent）」という言葉は治療の承諾を示唆しますが、インフォームド・コンセントの概念は、治療拒否や他の治療方法の選択も含みます。意思決定能力のある患者には、治療の拒否によって障害や死に至る場合でも、その治療を拒否する権利があります。

同意の証拠は明示的な場合も黙示的な（暗に示される）場合もあります。明示的な同意は口頭または書面によります。患者が何らかの行為によって処置または治療を受ける意欲を示しているときは、同意が暗に示されています。たとえば、静脈注射を受ける同意は、腕を差し出すことによって暗示されます。リスクを伴うか、軽い痛み以上の苦痛を伴う治療の場合には、黙示の同意よりも明示的な同意を得ることが望ましいと思われます。

例外として以下の2つの場合には、意思決定能力のある患者からも、インフォームド・コンセントを得る必要がありません。

- 患者が自発的に自らの意思決定の権限を、医師もしくは第三者に委ねている場合。内容が複雑か、もしくは患者が医師の判断を全面的に信頼していて「あなたが最善だと思うことをしてください」という場合があります。このような要望には、すぐに従おうとせず、治療の選択肢についての基本的な情報を患者に与え、自ら決定するよう勧めるべきでしょう。ただし、このような働きかけの後でもなお、患者が医師の決定を望む場合には、医師は患者の最善の利益に従って決定するべきです。

- 情報開示が患者に対して危害を及ぼす場合。伝統的な「治療上の特権」の概念は、このような場合に利用されます。医療情報の開示が、患者に対して身体的、心理的もしくは感情的に深刻な危害を及ぼす可能性がある場合、たとえば診断

が終末期疾患を示すものだったときに、患者が自殺するおそれがあるような場合には、医師は医療情報を伝えないことが許されます。ただし、この特権は濫用の危険が大きいので、最後の手段として行使するようにするべきです。まずは、すべての患者は困難な事実に立ち向かうことができると期待することが第一で、非開示にするのは、真実を伝えないよりも伝えるほうが、より大きな危害を生じさせると確信する場合に限るべきです。

文化圏によっては、診断が終末期疾患である場合には、医師が患者に情報を伝える義務はないと広く考えられています。そのような情報によって患者が絶望し、残された日々が、回復の希望がある場合よりも、ずっと惨めなものになってしまうからです。世界中において、患者の家族が、患者が死に向かいつつあることを伝えないようにと医師に懇願することはまれではありません。医師は悪い情報、とりわけ死が差し迫っていることを伝えるときには、その個人に特有の問題もさることながら、文化についても配慮しなければなりません。しかしながら、患者のインフォームド・コンセントの権利はますます受け入れられてきているので、医師の第一の義務としては、患者のこの権利の行使に手を貸さねばなりません。

医療を消費財にたとえ、患者を消費者にたとえる傾向が強まるのに伴い、患者とその家族が、医師が適切とは思わない医療サービスへのアクセスを要求することもまれではなくなってきました。このようなサービスの例は、ウイルス性の症状に対する抗生物質投与から、脳死患者に対する集中治療、さらには、見込みはあるが効果の立証されていない医薬品や外科手術などがあります。患者のなかには、自分に効果がありそうだと考える医療サービスは、何でも受ける「権利」があると主張する人もおり、医師が、患者の状態にはまったく医学的な効果がないと思いながらも、言われたとおりに従っていることもあります。この問題は、資源が限られていて、「効果のない」もしくは「利益のない」治療を、ある患者に提供することであり、他の患者が未治療のまま放置されてしまうような状況下では特に深刻です。

効果のない(futile)や**利益のない**(nonbeneficial)ということの意味は、次のように理解できます。ある治療によって回復の希望や進展がない場合や、患者に長いこと何の改善も見られない場合には、医師はその治療は「医学的に」効果がない、または利益がないと判断できます。それ以外に、治療の有効性や効果が、患者自身の体調についての主観でしか判断できない場合もあります。一般原則とし

ては、治療に効果がないかどうかの判断には、患者自身が関わるべきです。例外的に、このような議論自体が患者の最善の利益に反することもあります。医師は、患者に効果または利益のない治療を提供する義務はありません。

インフォームド・コンセントの原則は、患者が医師に提示されたいくつかの選択肢のなかから選ぶ権利を含んでいます。患者とその家族が、医師から勧められていない治療を選ぶ権利がどこまであるのかについては、倫理、法、公共政策の議論における大きなテーマとなりつつあります。この問題が、政府や医療保険の提供者、あるいは医療専門職組織によって決定されるまでの間、不適切な治療の希望に応じるべきかどうかは、それぞれの医師が自分で決めなければなりません。その治療が利益よりも害をもたらすと思う場合は、希望に応えないほうがいいと思います。たとえ害はなくとも、利益をもたらしそうにない場合も、プラセボ効果は無視できないものの、拒否することをためらうべきではありません。もし限られた資源が問題ならば、資源配分の責任者に相談すべきです。

4 判断能力のない患者のための意思決定

自分自身で意思決定を行うことのできない患者はたくさんいます。たとえば幼い子どもや、何らかの精神的、神経的な疾患を患っている人、一時的に意識不明や昏睡状態にある人などです。これらの患者には、医師かその他の人間が意思決定の代理人となることが必要です。倫理的問題は、誰が、判断能力のない患者（incompetent patient）に代わる適切な意思決定の代理人かを決定するときや、決定基準を選択するときに起こります。

医療パターナリズムが広く行われていた時代には、医師が判断能力のない患者のための適切な意思決定代理人と考えられていました。医師はいくつかの治療について、患者家族に相談していたかもしれませんが、最終的な決定は医師がしていました。このような医師の権限は、患者が、判断能力を失ったときの意思決定代理人を自ら指名する機会を与えられるようになるにつれて、多くの国々で次第に失われていきました。さらに、国によっては、適切な意思決定代理人が順位付けされています（例：配偶者、成人した子ども、兄弟姉妹など）。このような場合、緊急事態によく起こることですが、その指定された代理人を見つけることができ

ない場合に限って、医師は患者のために決定を行うことになります。WMAの**患者の権利に関する宣言**は、この問題における医師の義務について以下のように述べています。

> 患者が意識不明かその他の理由で意思を表明できない場合は、法律上の権限を有する代理人から、可能な限りインフォームド・コンセントを得なければならない。法律上の権限を有する代理人がおらず、患者に対する医学的侵襲が緊急に必要とされる場合は、患者の同意があるものと推定する。ただし、その患者の事前の確固たる意思表示あるいは信念に基づいて、その状況における医学的侵襲に対し同意を拒絶することが明白かつ疑いのない場合を除く。

問題となるのは、適切な意思決定代理人とされた人々、たとえば家族のメンバーが、そのメンバー内で合意に至らない場合、もしくは合意したとしても、その決定が、医師の見解では患者の最善の利益にならない場合です。第一の場合なら、医師は調停者の役割を果たせますが、それでもなお合意ができない場合は、他の方法、たとえば家族の年長者に決めさせたり、多数決で解決することになります。意思決定の代理人と医師との間に深刻な意見の食い違いがある場合について、**患者の権利に関する宣言**では、次のような助言をしています。「患者の代理人で法律上の権限を有する者、あるいは患者から権限を与えられた者が、医師の立場から見て、患者の最善の利益となる治療を禁止する場合、医師はその決定に対して、関係する法的あるいはその他慣例に基づき、異議を申し立てるべきである」。

前節で検討したインフォームド・コンセントの原則と手続きは、患者が自分で決定する場合と同様に、意思決定代理人が決定する場合についても当てはまります。医師は、意思決定代理人が決定をするために必要なすべての情報を提供する義務を負っています。複雑な医学的診断、予後および治療法をわかりやすい言葉で説明し、意思決定代理人にいくつかの治療方法について、それぞれの長所と短所を含めて理解してもらい、質問があればそれに答え、意思決定代理人の下した決定について、可能であればその理由も含めて理解することが必要となります。

判断能力のない患者のための治療の決定に用いられるべき第一の基準は、その患者の示せる範囲での意向です。この意向は、事前指示書（*advance directive*）＊中に書かれることもあれば、指定された意思決定代理人、医師または他の医療チームのメンバーに伝えられていることもあります。患者の意向がわからない場合に

は、治療は次の点を考慮したうえで、患者の最善の利益に基づいて決定すべきです。(a) 患者の診断結果と予後、(b) 患者のもっている価値観、(c) 患者にとって重要で、その最善の利益を配慮できる人からの情報、(d) 治療の決定に影響を及ぼすと思われる患者の文化的、宗教的要素。この方法は、患者が治療について何らかの指示を残していた場合に比べると不確実ですが、意思決定代理人は、現在の状況において患者ならどう決定したかを、患者が過去に行った他の選択や人生全般についての考え方に照らしながら推測することができます。

医療上の決定を行うことができるかどうかは、特に、若者や、急性・慢性の疾患によって論理的な思考ができない人の場合、判断しづらいことがあります。あることについては決定できても、他のことについてはできないかもしれません。同様に、判断能力が1日のある時間は明晰で、他の時間はそうでないかもしれません。そのような患者は、法的には無能力者とされているかもしれませんが、彼らのための決定を行う際には、本人の意向が考慮されるべきです。**患者の権利に関する宣言**では、この問題について、次のように述べています。「患者が未成年者あるいは法的無能力者の場合、法域[訳注1]によっては、法律上の権限を有する代理人の同意が必要とされる。それでもなお、患者の能力が許す限り、患者は意思決定に関与しなければならない」。

患者が、病気による不安感や精神的不安定さのために、さまざまな治療のなかから、理性的によく考えたうえで決定をすることができないこともよくあります。しかし、特定の侵襲的医療行為、たとえば静脈内栄養補給などについては、拒否の意思表示ができるかもしれません。そのような場合は、もちろん患者の治療計画の全体目標から考える必要はありますが、拒否の意思表示を重視すべきでしょう。

精神または神経的な病気を患い、自分自身や他者に対して危害を及ぼすおそれがあると診断されている患者については、特に困難な倫理的問題が生じます。彼らの人権、特に自由権を可能な限り尊重することは重要です。それでもなお、彼ら自身あるいは他者に対する危害を防ぐために、本人の意思に反して強制的に入院させるか治療を行うこと、あるいはその両方が必要になる場合もあります。強制

訳註1:法域とは、アメリカのState、ドイツのLandなどのように1つの法律体系の支配する地域のこと。日本の場合、国法は1つであるから法域も1つであるが、アメリカの場合、50の州がそれぞれ法域とされるうえに、連邦の法域もあるので、少なくとも51の法域があることになる。

入院と強制治療とは区別されます。患者の権利を主張する人たちのなかには、強制入院はやむをえないとしても、治療拒否権は守らねばならないと考える人がいます。治療を拒否する正当な理由としては、たとえば向精神薬のひどい副作用など、過去の治療の辛い経験が考えられます。医師がこのような患者の意思決定代理人となる場合には、患者が他者や患者自身にとって、単なる迷惑程度ではなく、本当に危害を及ぼすおそれがあることを確認すべきです。医師は、その意向に沿えなかったとしても、治療に関する患者の意向と、その理由を確認しておくことです。

5 守秘義務

患者の秘密情報を守るという医師の義務は、ヒポクラテスの時代から医の倫理の基本です。ヒポクラテスの誓いは次のように述べています。「治療の途中または治療外であっても、ある人間の生に関して見たり聞いたりしたことは、誰にも話さず、それについて話すことを恥ずべきことだと考える」。この誓いも、そしてそれを現代化した最近の倫理規定にも、守秘義務の例外をまったく認めていないものがあります。しかし、それ以外の倫理規定のなかには、守秘義務に関するこのような絶対的考え方を認めないものもあります。たとえば、WMAの**医の国際倫理綱領**は、「患者が同意した場合、または患者や他の者に対して現実に差し迫って危害が及ぶおそれがあり、守秘義務に違反しなければその危険を回避することができない場合は、機密情報を開示することは倫理にかなっている」としています。守秘義務違反が正当化されることもあるとなると、まさに守秘義務という理念自体の明確化が必要です。

守秘義務には重視される3つの柱があります。自律性、他者への敬意、そして信頼です。自律性は、個人情報は個人に属し、本人の同意なしには他者に知らされるべきではないという点で守秘義務に関連します。人が個人的な情報を他者、たとえば医師や看護師に明かしたとき、もしくは医療上の検査によって新たな情報が生じたとき、それを知った人は、当事者が公表する権限を与えない限り、その秘密を守る義務を負います。

守秘義務は、人間は敬意を払われるべき存在であるので、さらに重要です。人間

に敬意を表す重要な方法のひとつに、プライバシーの保護があります。医療においてはプライバシーを犠牲にせざるをえない場面が多くありますが、だからこそ個人の私生活に対するそれ以上の不必要な侵入は防がなければなりません。プライバシーに対する要求度は人によって異なるため、すべての人が自分と同じように望むだろうと仮定することはできません。患者が秘密にしておきたい個人情報と、他者に明かしてもよいと思う情報とを区別するには、注意が必要です。

信頼は、医師・患者関係に不可欠な要素です。医療を受けるためには、患者は、自分にとって他人である医師やそれ以外の関係者に対して、個人情報を明かさなければなりません。他の誰にも知られたくない情報です。患者には、医療提供者がこの種の情報を漏らさないと信ずるに足る十分な根拠が必要です。この信頼の基礎には、医療専門職が遵守することを期待されている守秘義務についての倫理的および法的な基準があります。秘密が守られるという前提がなければ、患者は個人情報を打ち明けないでしょう。そうなると、医師は効果的な医療を行えず、一定の公衆衛生上の目標も達成できなくなります。

WMAの患者の権利に関する宣言は、守秘義務に対する患者の権利を以下のようにまとめています。

- 患者の健康状態、症状、診断、予後および治療について個人を特定しうるあらゆる情報、ならびにその他個人のすべての情報は、患者の死後も秘密が守られなければならない。ただし、患者の子孫には、自らの健康上のリスクに関わる情報を得る権利もありうる。
- 秘密情報は、患者が明確な同意を与えるか、あるいは法律に明確に規定されている場合に限り開示することができる。情報は、患者が明らかに同意を与えていない場合は、厳密に「知る必要性」に基づいてのみ、他の医療提供者に開示することができる。
- 個人を特定しうるあらゆる患者のデータは保護されねばならない。データの保護のために、その保管は適切になされなければならない。個人を特定しうるデータが導き出せるようなその人の人体を形成する物質も同様に保護されねばならない。

このWMA宣言が述べるように、守秘義務には例外があります。たいして問題にならないものもありますが、医師にとって非常に困難な倫理的問題を提起するものもあります。

ありふれた守秘義務違反は、ほとんどの医療機関で頻繁に起こっています。多くの人々——医師、看護師、検査技師、学生など——が適切なケアを提供するため、そして学生については臨床医学を学ぶために、患者の医療情報へのアクセスを求めます。患者が医療提供者と異なる言語を使う場合には、コミュニケーション円滑化のために通訳が必要です。自分の医療についての決定を行うことができない患者の場合には、患者の代わりに決定し、治療を行うために必要な情報を他者に与えなければなりません。医師が死亡者の家族に死因を伝えることは日常的に行われています。通常、このような守秘義務違反は正当化されます。しかし最小限度にとどめるようにし、秘密情報を知ることができる人々にも、患者や子孫の利益にとって必要である範囲を超えて広めてはならないことをよく認識してもらうべきです。できれば、患者にはこのような守秘義務違反が起こることを知らせておくことが望まれます。

守秘義務違反が一般的に肯定されるもうひとつの理由は、法的な要請に従う場合です。たとえば、多くの法域には、自動車の運転に適さないとみなされる指定疾患の患者や、児童虐待の疑いがある患者について報告を義務づける法律があります。医師は、患者情報の開示に関して、自分の働く地域の法的要請を知っておくべきです。しかし、法的要請は、医の倫理の基礎をなす人権尊重と対立する場合があります。それゆえ、守秘義務を守れなくする法的要請については常に批判的な目で検討し、従う前にその正当性を自分自身で納得しておく必要があります。

患者の医療情報の開示を求める法的要請に従うことに納得した場合には、事前に患者と開示が必要かどうかについて話し合い、患者の協力を得ることが望まれます。たとえば、児童虐待の疑いがある患者は、医師立会いのもとで児童保護局へ電話をして自己報告するか、あるいは保護局へ連絡する前に、医師が患者の同意を得ることが好ましい。この方法は、その後の段階の準備にもなります。もしこのような協力が期待できず、通知の遅れが子どもに深刻な被害を及ぼすおそれがあると考えられる場合には、直ちに児童保護局へ通知し、患者には事後に報告するべきです。

このような法的要請による守秘義務違反に加えて、医師は、患者から危害を受ける危険性のある人に対して、患者の秘密情報を伝えるという倫理的義務を負う場合があります。このような状況が起こりうるケースは2つあり、ひとつは、患者が精神科医に他者を傷つける計画を明かしたとき、もうひとつは、HIV患者が

配偶者やパートナーと感染防止策をとらずに性交渉を続けようとしていることが判明したときです。

法律の要請がない場合に守秘義務違反をするための条件は、予期される危害が差し迫っており、重大（かつ取り返しがつかないもの）で、許可なく情報を開示する以外には手段がなく、開示による不利益よりも危害のほうが大きいと確信されることです。疑問がある場合は、専門職の助言を求めたほうが賢明です。

法的に開示の許可が得られなくても、警告する正当な義務があると判断した場合、医師はさらに2つの決定をしなければなりません。誰に伝えるべきか？　どの程度伝えるべきか？　です。一般的に言って、危害を防ぐために情報を必要としている人に、予期される危害を防ぐために必要な情報だけを開示すべきです。開示によって患者に生じうる危害や不快感が最小限となるよう、妥当な措置をとる必要があります。患者に対しては、患者自身や被害の及ぶことが予想される人々を保護するために、守秘義務が守られないことがあると伝えるようにします。できれば、患者の協力も求めるようにするべきです。

HIV患者の場合、配偶者や現在の性交渉のパートナーに対する開示は非倫理的でないし、まして患者自身がこれらの危険にさらされている人に伝えたがらないときには、正当化されると思います。このような開示には次の要件をすべて満たすことが必要です。パートナーがHIVに感染する危険があり、その危険を知るには他に合理的手段がないこと、患者が性交渉のパートナーに伝えるのを拒んだこと、医師が患者に代わって伝えようと申し出ても、これを患者が拒否したこと、そして医師がパートナーに情報を開示するという意図を患者に伝えたこと、です。

被疑者あるいは犯罪者の医療は、守秘義務に関して特に困難な問題を引き起こします。拘留されている人に医療を提供する場合の医師の独立性は制限されていますが、できる限り他の患者の場合と同じように扱うよう最善を尽くすことです。特に言えることは、患者の同意をあらかじめ得ないで、患者の医療状態の詳細を刑務所当局に明らかにすることがないようにし、こうした方法で、患者の秘密情報を保護するべきです。

6 出生に関する問題

医の倫理における最も重要な問題の多くは、人間の出生（beginning-of-life）に関わっています。本書の内容は限られているため、詳しくは扱えませんが、ここにリストアップしますので、その本質が倫理的なものであり、かつ倫理的なものとして扱う価値があることを認識してほしいと思います。それぞれの問題は、医師会、倫理学者および政府の諮問機関によって広く分析の対象とされており、多くの国にそれらに関する法律、規則および方針があります。

- **避妊（contraception）**──望まない妊娠の予防を含め、生殖をコントロールする女性の権利に対する国際的な認識は高まりつつあるものの、医師は避妊薬を求める未成年者の問題や、さまざまな避妊方法の危険性についての説明などを含めた難しい問題を扱わなければなりません。

- **生殖補助医療（assisted reproduction）**──自然な妊娠ができないカップル（および個人）のために、人工授精や体外受精、胚移植などといった、さまざまな生殖補助医療技術が大きな医療施設で利用できるようになっています。代理母（surrogate）＊または代理妊娠（substitute gestation）＊もひとつの選択肢です。これらの技術はどれも、個々のケースとしても社会政策としても、問題がないとは言えません。

- **出生前遺伝子診断（prenatal genetic screening）**──現在、遺伝子診断は、胚または胎児に何らかの遺伝子異常がないかを調べたり、男女を判別するために利用できます。その結果次第で妊娠を継続するか否かの決定ができます。医師は、そのような検査をいつ提案し、その結果を患者にどのように説明するかを判断する必要があります。

- **中絶（abortion）**──これは、医師にとっても政府レベルでも、医の倫理において長い間最も議論が分かれている問題のひとつです。WMAの**治療的妊娠中絶に関するオスロ宣言（Declaration on Therapeutic Abortion）**は、このように見解や信念が分かれていることを認識したうえで、「これは各個人の信念と良心の問題であり、その信念と良心は尊重されなければならない」と結論づけています。

- **重症障害新生児（severely compromised neonates）**――極端な早産や先天性異常によって、生き延びる可能性がごくわずかしかない新生児もいます。このような新生児の延命を試みるか、死ぬに任せるかについて難しい決定をしなければならないことがあります。

- **医学研究（research issues）**――このなかには、治療への応用のために幹細胞を取得する目的で新たな胚を作成すること、あるいは余剰胚（生殖のために用いられなかったもの）を利用すること、生殖補助医療のための新技術の試験、ならびに胎児に対する実験といった問題が含まれます。

7 終末期に関する問題

終末期（end-of-life）に関する問題は、たとえば動物臓器の移植などの高度に実験的な技術を使って、終末期患者の延命を試みることから、安楽死や医療的な自殺幇助によって早く死に至らせることまで広い範囲に及びます。これら両極の間に、延命の可能性のある治療の開始または中止、終末期患者のケア、および事前指示書の適否と使用などに関わる数多くの問題があります。

ここでは、安楽死と自殺幇助の2つについて注目してみます。

- **安楽死（euthanasia）**とは、明らかに他者の生命を終わらせることを意図した行為を、それを承知のうえで意図的に行うことをいいます。これには次の要素が含まれます：対象となる人には判断能力があり、自身の回復不能の病気についての情報を与えられており、自分の生命を終わらせることを自発的に求めている；その行為者は本人の病状と死にたいという意思を知っており、その人間の生命を終わらせることを本来の意図として行う；その行為は思いやりをもって、個人的な利益なしに実行される。

- **自殺幇助（assistance in suicide）**とは、自殺のための知識か手段のどちらか、またはその両方を、それを承知のうえで意図的に提供することをいいます。これには、薬物の致死量についての相談、そのような致死量の薬物の処方、またはその薬物の提供が含まれます。

安楽死と自殺幇助はしばしば道徳的に同義とみなされますが、実際には明確な実践上の区別があり、法域によっては、法律で区別されています。

上記の定義による安楽死と自殺幇助は、たとえ同様に生命を短くするものであっても、不適切、無益もしくは望まれていない治療を差し控えたり中止したりすること、あるいは思いやりのある緩和ケアの提供とは区別されます。

安楽死や自殺幇助は、患者がそのような状況で生き続けるぐらいなら、むしろ死にたいと考えるような耐えがたい痛みや苦しみの末に求められるものです。さらに、死ぬことを決める権利、さらには死ぬ手助けを求める権利さえあると考えている患者もたくさんいます。医師は医学的知識をもち、苦しまず早く必ず死ぬことのできる薬をもっているという理由から、死ぬための最も適切な手段とみなされています。

当然ながら、医師は安楽死や自殺幇助をしてくれと言われても、簡単に応じるわけにはいきません。このような行為は、ほとんどの国で違法とされ、多くの医の倫理綱領でも禁止されているからです。この禁止はヒポクラテスの誓いの一部であり、WMAの2005年の**医師の支援を受けてなされる自殺に関する声明**（Statement on Physician-Assisted Suicide）および2005年の**安楽死に関する宣言**（Declaration on Euthanasia）でも改めて強調されています。後者文書は次のように述べています。

> 安楽死は、患者の生命を故意に絶つ行為であり、たとえ患者本人の要請、または近親者の要請に基づくものだとしても、倫理に反する。ただし、このことは、終末期状態にある患者の自然な死の過程に身を委ねたいとする望みを尊重することを妨げるものではない。

そうかといって、安楽死や自殺幇助を拒否することは、終末期にあって適切な治療的手段がない致命的な病気をもつ患者のために、医師は何もできないということではありません。2006年のWMA**終末期医療に関するベニス宣言**（Declaration of Venice on Terminal Illness）と2011年のWMA**終末期医療に関する宣言**（Declaration on End-of-Life Medical Care）は、特に緩和ケアによってそのような患者を支援するうえでの指針を与えています。近年では、痛みや苦しみを和らげ、生活の質を高める緩和ケアが大変進歩しています。緩和ケアは癌

の子どもから死の間近な老人まで、どのような年齢の患者にも合っています。緩和ケアのなかでも、すべての患者のために重要と思われるのは、ペインコントロール（疼痛管理）です。死の迫りつつある患者を診るすべての医師は、この領域における十分な技術をもち、できれば、緩和ケアの専門職から有用な助言を得られるようにしておくべきでしょう。何よりも、医師は患者を見捨ててはならず、もはや治療が不可能な状況になっても、思いやりのある診療を続けるべきです。

死が間近になると、患者、意思決定の代理人、医師には、他にも多くの倫理的な難題が出てきます。薬物、蘇生措置、放射線治療および集中医療などを頼ることにより延命の可能性があるならば、これらの治療をいつ開始し、それらが効かないときにはいつ中止するのかを決定しなければなりません。

先にコミュニケーションと同意に関する部分で論じたように、判断能力のある患者には、治療を拒否することが死につながる場合でさえ、どのような治療も拒否する権利があります。死に対する考え方は人によって大きな差があります。どんなに大きな痛みや苦しみを伴うとしても、延命のためには何でもするという患者もいれば、細菌性の肺炎に効く抗生物質のような、延命を見込める簡単な処置でさえ拒絶して死を望む患者もいます。医師は、可能な治療法とそれらの効果についての情報をできる限り患者に提供したら、その後は、いかなる治療の開始もしくは継続についても、患者の意思を尊重しなければなりません。

判断能力のない患者についての終末期の意思決定はさらに難しい問題です。もし患者が事前指示書のような形で、あらかじめその意思を明確に表明していれば、決定はもう少し簡単になります。しかし、そのような指示の内容は非常に曖昧であることが多いため、患者の実際の状況に照らして解釈する必要があります。患者がその意思を明確に表明していない場合、しかるべき意思決定代理人は、治療の決定に際してのもうひとつの基準、すなわち患者の最善の利益を考慮して決定しなければなりません。

ケース・スタディを振り返って

本章で示された医師・患者関係を分析してみると、P医師の行為にはいくつかの点で不備が見られる。

（1）コミュニケーション ―― 彼は患者の病気の原因、治療法の選択、入院にかかる経済的な面について、患者自身と話し合おうとしていない。

（2）同意 ―― 彼はインフォームド・コンセントを得たうえで治療していない。

（3）共感 ―― 彼の患者の扱い方は、患者の苦痛に対してほとんど共感を示していない。外科的にはきわめてよい処置だったかもしれないし、夜勤の後で疲れていたかもしれない。しかし、そのことは倫理違反の言い訳にはならない。

Physicians and Society

第3章
医師と社会

目標

第3章を終えると、以下のことが習得できるはずである。

- 患者に対する医師の義務と、社会に対する医師の義務が衝突する場合を知り、その衝突の理由を理解できる。
- 希少な医療資源の配分に伴う倫理的問題が何であるかがわかり、それに対処できる。
- 医師が公衆衛生や国際保健に対してどのような責任を負っているかを認識できる。

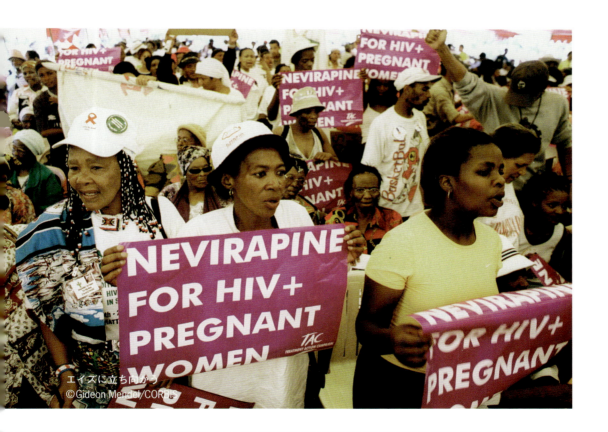

エイズに立ち向かう
©Gideon Mendel/CORBIS

ケース・スタディ②

> S医師は、自分が診察する前か後かにかかわらず、同じ病気で他の医師の診察を受ける患者に対して、徐々に不満を感じるようになっている。医療資源の無駄で、患者の健康にも逆効果だと考えるからである。彼女は、このような患者には、同じ病気で他の開業医の診察を受け続けるのならば、これからはもう治療しないと伝えようと決めた。さらに、彼女は国レベルの医師会組織に働きかけて、政府にこの種の医療資源の無駄遣いをやめさせるよう運動するつもりである。

1 医師と社会の関係に特有なこととは？

医療は専門職（profession）です。この「専門職」という言葉には、密接に関連しつつも異なる2つの意味があります。(1) 他者の幸福への献身、高い道徳水準、知識と技能の集合体および高度な自律性によって特徴づけられる職業。(2) この職業に従事するすべての個人。「医療専門職（medical profession）」は、医療の実践を指すこともあれば、医師一般を指すこともあります。

医師の専門職意識（medical professionalism）に伴う関係は、第2章で扱った医師と患者との関係や、第4章で扱われる医師と同僚およびその他の医療専門職との関係だけではありません。社会との関係もあります。この社会との関係は、「社会契約」とみなすことができます。すなわち、社会がある専門職に対して、職業上の特権、つまり特定のサービスを提供する排他的あるいは第一次的な責任および高度の自主規制などを含む特権を与え、代わりにその専門職は、これらの特権をまず他者の利益のために行使し、自らの利益は二次的にしか追求しないことに同意するというものです。

今日の医療は、かつてないほど、厳密に個人的というよりも社会的な活動となっています。医療は、政府と企業の組織や資金を背景にして成り立っています。医療の知識基盤と治療法は、公的機関や企業による医学研究と製品開発に依存しています。多くの治療には、さまざまな医療機関が複雑に絡んでいます。扱う疾病・疾患は、生物学的原因と同じくらい社会的原因のものが多くなっています。

ヒポクラテスの誓いなどの伝統的な医の倫理は、社会との関係については、ほとんど参考になりません。この伝統的倫理を補完するために、今日の医の倫理は、個々の患者・医師関係を超えて生じる問題に焦点を当て、これらの問題に対処するための基準と手順を示しています。

医療の「社会的」特徴というと直ちに、次のような疑問が起こります。社会とは何か？　本書では、社会とは共同体または国家を指します。これは政府のことではありません。政府は社会の利益を代表すべきものですが、現実にはそうでないことも多く、仮に社会の利益を代表している場合であっても、政府は社会のために (for) 行動しているのであって、社会そのものとして (as) 行動しているわけではないからです。

医師は社会とさまざまな意味で関係しています。社会とその物理的環境は、患者の健康にとって重要な要素なので、医師は専門職集団一般としても個人としても、公衆衛生、医学教育、環境保護、共同体の医療や福祉に影響を及ぼす立法、および司法手続きにおける証言などで重要な役割を担っています。WMAの患者の権利に関する宣言が次のように述べるとおりです。「法律、政府の措置、あるいは他のいかなる行政や慣例であろうとも、患者の権利を否定する場合には、医師はこの権利を保障ないし回復させる適切な手段を講じるべきである」。医師はまた、社会の希少な医療資源の配分においても主要な役割を果たさなければなりません。ときには、患者が、受ける権利のないサービスを受けようとするのを止める義務も負います。これらの責任を果たそうとすると、特に、社会の利益が個々の患者の利益と相反するような場合に、倫理的な衝突が生じます。

2　二重忠誠

医師が患者と第三者の両者に対して責任 (responsibility) と説明責任 (accountability) を負い、しかも両者に対する責任と説明責任が両立しえない場合、その医師は「二重忠誠 (dual loyalty)」の板ばさみになります。医師に忠誠を求める第三者には、政府、雇用主 (例：病院やマネージドケア組織)、保険会社、軍当局者、警察、刑務所当局、患者の家族などがあります。WMAの医の国際倫理綱領は、「医師は、患者に対して忠誠を尽くすべきである」と述べていますが、医師が患

者の利益よりも他者の利益を優先しなければならないという例外的状況があることは、一般に認められています。倫理的に難しいのは、第三者からの圧力を受けた場合に、いつ、どのようにして患者を守るかを決めることです。

二重忠誠の状況には、社会の利益を優先すべき状況から、明らかに患者の利益を優先すべき状況まで幅があります。両者の間には大きなグレー・ゾーンがあり、そこで何が正しい行為かを見極めるには、相当の見識が必要です。

一方の端には、特定疾患の患者、車を運転すべきでない患者あるいは児童虐待が疑われる患者などの報告義務があります。このような報告がなされることを、患者は事前に知らされるべきですが、これらの義務は躊躇せずに果たすことが必要です。

反対の端には、たとえば拷問等の、基本的人権を侵す行為に参加するようにという警察や軍による要求または命令があります。WMAの2007年の拷問または他の残虐な、非人道的なもしくは品位を傷つける取扱いを医師が記録し公然と非難する責任に関する決議（Resolution on the Responsibility of Physicians in the Documentation and Denunciation of Acts of Torture or Cruel or Inhuman or Degrading Treatment）のなかで、WMAはこのような状況にある医師に対して具体的な指針を示しています。特に、患者の最善の利益を見極めるために、専門職としての独立性を保持するように努め、通常の倫理要件であるインフォームド・コンセントと守秘義務は、可能な限り守られなければなりません。これに違反する場合には、その正当性を説明し、患者にも開示しなければなりません。患者の治療に対して不当な介入がある場合、特に基本的人権が否定されている場合には、しかるべき当局へ届け出るようにします。もし当局が動かない場合には、各国の医師会、WMAおよび人権団体が支援してくれるでしょう。

上記両極端の事例の間の中央付近には、治療方針を決定する医師の臨床上の自律性を制約するようなマネージドケアの運用という問題があります。この運用が必ずしも患者の最善の利益に反するわけではありませんが、その可能性はあります。医師は、そのようなマネージドケアに関与するかどうかを慎重に考慮しなければなりません。このことについて、たとえば他のプログラムがなく選択の余地がない場合、自分の患者はもちろんのこと、医師会を通じて、そのようなプログラムによって制約を受けるすべての患者のニーズを強く擁護（*advocate*）*していくこ

とが大切です。

医師が直面する二重忠誠に特有の問題として、一方において企業の利益と、他方において患者および/または社会の利益が相反する可能性があったり、実際に相反する場合があります。製薬会社、医療器具メーカーやその他の企業は、しきりに医師に贈り物やその他の利益供与を申し出ることがあります。それは無料サンプルであったり、教育行事に参加するための旅費や宿泊費、さらには研究活動に対する過剰な報酬に至るまでさまざまです（**第5章参照**）。このような企業の贈り物の背後には、一般的に、自社製品を使ってもらいたいという動機があります。しかし、こうした製品は患者にとって最善のものとは限らず、社会にとっても余計な医療費となるかもしれません。WMAの2009年の**医師と企業の関係に関する声明**（Statement Concerning the Relationship between Physicians and Commercial Enterprises）は、このような状況に対するガイドラインを定めており、多くの国の医師会もガイドラインを定めています。これらのガイドラインの根底にある第一の倫理原則は、医師は自らの利益と患者の利益との間に利益相反があった場合、すべて患者の利益となる方向で解決しなければならないというものです。

3 資源配分

最も豊かな国を含め、世界のどの国をとっても、医療に対する要求や希望と、そのために必要で利用可能な資源の間にはすでに大きなギャップがあり、それはさらに広がりつつあります。このギャップがあるために、既存の資源は何らかの方法で配分される必要があります。医療の配分、いわゆる「資源配分（resource allocation）」は、次のような3つのレベルで行われます。

- 最も高い（マクロの）レベルでは、政府が次のような事項を決定します。予算全体からどの程度を医療費に配分するか。どの医療費を無料にするか有料にするか、有料の場合は患者負担か医療保険の適用とするか。医療予算のうち、いくらを医師・看護師・その他の医療関係従事者への報酬、病院やその他組織の資本

＊：イタリック体の用語は用語解説（付録A）に掲載。

や運営費、研究費、医療従事者の教育、結核やAIDSなどの特定疾患に割り当てるか。

• 組織の(中間の)レベルでは、病院、診療所、医療組織などの経営陣がどのようなサービスを提供するか、スタッフの人件費、設備、セキュリティ、その他の運営費、修繕、拡張にどのくらいの費用をつけるかを決定します。

• 個々の患者の(ミクロの)レベルでは、医療提供者、特に医師が次のような事項を決定します。どのような検査を行うか。他の医師へ紹介すべきか。入院が必要か。ジェネリック薬よりもブランド薬を使ったほうがいいか。推計によれば、医師は医療費の80％の支出決定について優位な立場にあり、マネージドケアが徐々に浸透してきているものの、患者がどのような医療を受けるかに関して、今なお相当の裁量権があります。

各レベルで行われる選択は倫理的要素を多く含んでいます。それらの選択は価値観に基づいて行われ、個人や共同体の健康と福祉に重大な影響を与えるからです。個々の医師は全レベルで、その決定の影響を受けますが、一番大きく関わっているのはミクロのレベルです。したがって、以下ではこのミクロのレベルの問題に焦点を当てていきます。

上述のように、医師は昔から他者のニーズは考慮せず、自分の患者の利益のためだけに行動するよう期待されていました。医師の共感、能力、自律という主要な倫理的価値は、自分の患者の要求に応えることに向けられていました。医の倫理に対するこのような個人主義的アプローチは、医師のパターナリズムから患者の自律へと変化していっても、つまり、患者が受ける医療内容を決定する基準はまず患者自身の意思だというように考え方が変わってきても、生き残りました。けれども、近年になって、もうひとつの価値、すなわち正義(justice)が医療上の決定における重要な要素となってきました。それは、資源の分配について、もっと社会的なアプローチ、すなわち他の患者のニーズを考慮に入れるアプローチを要求しています。このアプローチによれば、医師は自分の患者だけでなく、他者に対してもある程度の責任を負います。

資源配分における医師の役割に関する以上の新しい理解は、多くの国の医師会の倫理綱領に表明されており、またWMAの患者の権利に関する宣言も次のよう

に述べています。「供給を限られた特定の治療に関して、それを必要とする患者間で選定を行わなければならない場合は、そのような患者はすべて治療を受けるための公平な選択手続きを受ける権利がある。その選択は、医学的基準に基づき、かつ差別なく行われなければならない」。

医師が資源配分に責任を果たす方法のひとつは、たとえ患者からの求めであっても、無駄で効果のない治療は断ることです。抗生物質の過剰投与は、無駄で有害な治療の一例です。他の一般的な治療法の多くも、無作為臨床試験によって、それらが使用されている症状に対しては効果のないことが示されています。多くの症状について臨床ガイドラインがあり、治療法の効果の有無を確認するのに役立ちます。医師は、資源節約のためだけでなく、患者へ最適な治療を提供するためにも、これらのガイドラインに精通しなければなりません。

多くの医師が行わなければならない配分決定のひとつに、希少なものを必要としている患者が複数いる場合の選択という問題があります。たとえば、救急スタッフの割当て、ICUの残り1つのベッド、移植用臓器、先端技術を利用した放射線テスト、ある種の非常に高額な薬などです。これらの資源を管理・調整する医師は、それを拒否された患者が結果として苦しみ、死亡する可能性さえあることを十分承知のうえで、どの患者がそれらの提供を受けることができ、どの患者ができないかを決めなければなりません。

なかには、特に、自分の患者に影響を与えるような一般的方針作りに関わったために、こうした問題についてますますジレンマに陥る医師もいます。これは、医師が病院その他の機関で管理職についていたり、方針の提案や決定を行う委員会の一員である場合に生じます。多くの医師は、自分の患者のこととは切り離すよう努めるものの、なかにはその立場を利用して、より大きなニーズのある他の患者よりも自分の患者を優先させようとする医師も出てくるかもしれません。

このような配分の問題を扱うにあたり、医師は共感と正義という原則のバランスをとるだけでなく、どの正義へのアプローチが適切かを決めなければなりません。正義のためのアプローチには以下のようなものがあります。

- **自由主義** (libertarian) —— 資源は市場原理に従って分配されるべきである(支払いへの能力と意欲を条件とした、個人による選択。貧困者には多少の慈善的

配慮あり）。

- **功利主義（utilitarian）** ── 資源はすべての人の最大の利益に従って分配されるべきである。

- **平等主義（egalitarian）** ── 資源は厳密にニーズに従って分配されるべきである。

- **修復主義（restorative）** ── 資源は歴史的に不利に扱われた人に有利なように分配されるべきである。

上述のように、医師は、自由主義的アプローチを好むと思われる伝統的個人主義の医の倫理から、自らの役割をより社会的にとらえる方向へと徐々に変わってきました。たとえば、WMAの**医療へのアクセスに関する声明（Statement on Access to Health Care）**は、「ケアを必要とするいかなる人に対しても、支払い能力がないという理由で門戸を閉ざしてはならない。社会は必要なケア、すなわち困窮者のケアを適正に扶助する義務を負っており、医師はこの種の扶助ケアに適度に参加する義務を負っている」と述べています。しかし、たとえ自由主義的アプローチが一般に否定されたとしても、その他3つのどのアプローチが優れているかについて、医の倫理学者たちは合意に至っていません。どの検査をするか、他の医師へ紹介すべきか、入院が必要か、ジェネリック薬よりもブランド薬を使ったほうがいいか、誰が移植臓器を受け取るべきかなどといった問題に当てはめた場合、明らかに、それぞれのアプローチからは、非常に異なる結果が生じます。功利主義的アプローチは、おそらく個々の医師が最も実践しにくいものです。なぜなら、さまざまな医療行為から予測される結果に関する膨大なデータが、自分の患者だけでなく、他の患者全員についても必要だからです。残り2つ（自由主義を含めるなら3つ）のアプローチからどれを選択するかは、医師自身の個人的道徳観とともに、医師が働く国の社会政治的環境にもよります。米国のように自由主義的アプローチを好む国もあるし、スウェーデンのように平等主義で知られる国もあります。さらに南アフリカのように修復主義的アプローチを試みる国もあります。多くの医療政策立案者は功利主義を推進します。このような相違にもかかわらず、正義に関するこれら複数の概念が、一国の医療システムのなかに共存していることも少なくありません。そしてそのような国では、医師は自分の好むアプローチと一致する職場環境（例：公的病院か民間病院か）を選択できる場

合があります。

現存の医療資源の配分について医師がどのような役割を担うとしても、これらの資源が患者の要求にとって不十分ならば、医師にはさらに資源の拡大を求めて主張し続ける責任があります。そのためには、医師が国内外で、専門職組織を利用して結束し、このような要求の存在とそれに応える最善の方法について、政府その他の意思決定者たちに不断に働きかけることです。

4 公衆衛生

残念なことに、20世紀の医療では、「公衆衛生（public health）」とそれ以外の医療（おそらく「私的（private）」または「個人の（individual）」医療）とが区別されてしまいました。この区別が残念である理由は、上述のように、公衆は個人から成り立ち、公衆の健康の保護と促進を目指した施策は、結果として個人の健康にとっての利益となるからです。

「公衆衛生」という言葉が「公的資金でまかなわれる医療」（例：国の税制や強制的皆保険制度でまかなわれる医療）という意味にとられ、「私費でまかなわれる医療」（例：個人または民間保険によって支払われ、通常、誰もが受けられるわけではない医療）の反対語とみなされるならば、混乱も生じます。

ここで用いられる「公衆衛生」という言葉は、公衆の健康という意味だけでなく、個人よりも集団の観点から健康を扱う医学の専門分野をも指します。各国はこの分野の専門職を大変必要としています。彼らは、感染症や健康に対するその他の危険から公衆を守るための活動に従事することはもちろん、健康促進のための公共政策に対する助言や主張も行います。公衆衛生学の実践（ときに「公衆衛生学（public health medicine）」や「地域医療（community medicine）」と呼ばれる）は、その科学的基礎を大きく疫学（epidemiology）に頼っています。疫学とは、集団における健康と疾病についての分布と決定因子の研究です。実際、専門課程を追加して履修し疫学者となる医師もいます。しかしながら、すべての医師は、個々の患者の健康状態に影響を与える社会的、環境的決定因子を認識しておくことが必要です。それは、WMAの健康増進に関する声明（Statement on Health

Promotion）が次のように述べるとおりです。「医師と医師会は、常に自分の患者の最善の利益のために行動する倫理的責務と専門職としての責任を負うものであり、この責任を公衆衛生の確保・促進というより広い配慮や主体的な活動とも結びつけるようにしなければならない」。

予防接種キャンペーンや接触感染症の発生に対する緊急対応といった公衆衛生対策は、個人の健康における大切な要因ですが、住宅、栄養、雇用といった社会的要因も、同じくらい重要です。医師は、利用可能であればどのような社会サービスでも患者に紹介すべきですが、個々の患者の病気の社会的原因そのものを治すことはほとんどできません。けれども、たとえ間接的であっても、これらの問題の長期的解決に貢献することはできます。たとえば、公衆衛生や医学教育活動への参加、環境リスクの監視と報告、虐待や暴力等の社会問題から生じる健康への悪影響に関する広報、および公衆衛生サービス向上のための活動などの方法があります。

しかし、ときには公衆衛生上の利益が、個々の患者の利益に対立することもあります。たとえば、副作用のリスクのある予防接種は、他者への感染は防いでも、接種を受けた本人への感染は防げません。特定の接触感染症、幼児や老人の虐待、あるいは車の運転や飛行機の操縦等の特定の行為のように、本人や他者に危険を与えるような健康状態は、報告が義務づけられています。これらは前述した二重忠誠の板ばさみの例です。これらの状況や関連する状況を扱う手順は第2章の「守秘義務」で扱われています。一般的には、医師は、公衆衛生上の要請に従った結果として、個々の患者に及ぶ被害を最小限にする方法を探すよう努力しなければなりません。たとえば、報告が求められている場合でも、その法的要請に従いつつ、患者の秘密情報を可能な限り守るようにします。

個々の患者の利益と社会の利益とが対立するそれ以外の種類として、医師が患者から、たとえば保険の支払いや療養休暇のような、本来は受け取る権利がないのに、便宜を図るよう頼まれる場合があります。医師には、患者がそのような便宜を受ける資格となる病状を証明する権限が与えられています。患者から実際の病状には当てはまらない内容の証明書を頼まれても、断りたくないと考える医師もいます。しかし、こういう場合には、非倫理的な行為とならない他の手段を探すよう患者に言うことが必要です。

5 国際保健

医師は自分が住んでいる社会に対して責任があります。この認識は近年拡大し、国際保健（global health）に対する責任にまで広がってきています。この国際保健という言葉は、国境を越えた保健問題や課題で、他の国々の状況や経験から影響を受ける可能性があり、協力して解決に取り組むことが最も望ましいもの、と定義されます。国際保健とは、情報、通商、政治、旅行、その他さまざまな人間の活動を含むグローバル化という、はるかに大きな現象のひとつです。

グローバル化を支えているものとして、個人と社会がますます相互依存を深めているという認識があります。インフルエンザやSARSのような疾病が急速に拡大することからわかるように、このことは人々の健康という観点で明瞭になっています。このような感染症をコントロールするには、国際的な取り組みが必要です。ある国の1人の医師が感染性の高い病気に対する認識と処置を誤ると、他国の患者へ甚大な被害が及ぶおそれがあります。それゆえ、医師の倫理的責務は、自分の患者だけでなく、地域や国をもはるかに超えたものなのです。

保健を地球規模でとらえる視点が確立するにつれて、世界中の医療格差に対する認識はますます高まっています。最も貧しい国々において、乳幼児死亡や衰弱性疾患と闘う大規模キャンペーンが実施され、天然痘の撲滅といった一定の成功がおさめられているものの、所得が高い国と低い国とでは、健康状態のギャップが広がるばかりです。この一因には、貧しい国々で最悪の被害を出しているHIV/AIDSがありますが、過去数十年間に世界全体としては豊かになったにもかかわらず、低所得の多くの国々がその豊かさの恩恵を享受できなかったことも原因です。貧困は主に政治や経済に起因するため、医師や医師会の力が及ぶ問題ではありませんが、貧困が作り出す健康被害に対応するのは医師です。低所得国において、医師はそのような患者に提供できる資源をほとんどもっておらず、その希少な資源をいかに配分するのが最も公正かという困難に常に直面しています。しかし中所得国や高所得国においてさえ、医師は、たとえば難民のような、グローバル化の影響を直接に受けた患者や、ときにはこれらの国の国民が受けている医療保険に入れない患者に出会います。

グローバル化のもうひとつ他の側面として、医師を含めた医療専門職たちの国際

的な移動があげられます。発展途上国から先進国へ医師が移動することは、医師本人とその受入国の双方にとって利益となりますが、出て行かれる側の国にとっては損失です。WMAの**医療従事者の国際移動の倫理ガイドライン（Ethical Guidelines for the International Migration of Health Workers）**は、医師はキャリア向上の機会を求めて他国へ行くために、自分の国を離れることを妨げられてはならないと述べています。しかし、WMAは、すべての国に対して、自国のニーズと資源を考慮に入れたうえで、十分な数の医師を教育するよう最善を尽くし、医師に対する自国の需要を満たすために、他国からの医師の移住に依存しないようにと求めています。

先進諸国の医師は、古くからの伝統として、その経験と技能を発展途上国のために提供してきました。これには多くの形態があります。たとえば赤十字社、赤新月社、国境なき医師団のような組織による救急医療援助、白内障や口蓋披裂などを扱う短期的手術キャンペーン、医学校での客員教授としての赴任、短期ないし長期の医学研究プロジェクト、医薬品や医療設備の提供などです。これらの例はグローバル化の明るい面であり、貧しい国から豊かな国への医師の流出を、少なくとも部分的に補っています。

6 医師と環境

公衆衛生と国際保健の両方に対する大きな脅威として環境の悪化があります。2006年のWMA**環境問題における医師の役割に関する声明（Statement on the Role of Physicians in Environmental Issues）**は次のように述べています。「効果的な医療活動にとって、医師や医師団体が個人と集団の健康に関わる環境問題に目を向ける必要性が高まっている」これらの問題には、空気や水や土壌の汚染、持続不可能な森林伐採や漁業、および消費者製品中の有害化学物質の急増が含まれます。しかし、おそらく健康に対する最も深刻な環境課題は気候変動です。2009年のWMA**健康と気候変動に関するデリー宣言（Declaration of Delhi on Health and Climate Change）**には、「気候変動は現在、世界的な疾病という負担と早世の一因となっている……現在の早期段階において影響は小さいが、今後すべての国および地域で徐々に増加すると予測される」とあります。この宣言では、個々の医師と医師会は、患者や地域社会に対して、地球温暖化が健康にも

たらしうる結果について教育するとともに、政府や産業界に対して、二酸化炭素排出や他の気候変動因子の大幅削減を働きかけることを奨励しています。

ケース・スタディを振り返って

> 本章で示された医師と社会の関係の分析に従えば、S 医師は、彼女の患者の行為が社会に及ぼす影響を考慮している点では正しい。たとえ他の医師への相談が、S 医師の働いている医療システムの外で行われ、社会に何も金銭的コストがかからないとしても、その患者は S 医師の時間を取っており、それは、彼女のサービスを必要としている他の患者のために使うことができたはずの時間だ。しかし、S 医師のような医師は、このような状況に対応する際、慎重にならねばならない。患者はさまざまな事情から、完全に合理的な決定を下すことができず、自分自身と他者の最善の利益が何であるかを理解するのに、相当な時間と医療に関する教育が必要なことも多い。S 医師はまた、この問題に対する社会的解決を求めて医師会に働きかけるという点でも正しい。この問題は彼女自身やこの 1 人の患者だけでなく、他の医師や患者にも影響を与えるからだ。

Physicians and Colleagues

第4章
医師と同僚

目標

第4章を終えると、以下のことが習得できるはずである。

- 医師は互いにどのように行動すべきかを説明できる。
- 同僚の非倫理的な行動を報告することの正当性を説明できる。
- 治療における他者との協力についての主な倫理原則を特定できる。
- 他の医療提供者との衝突について、その解決方法を説明できる。

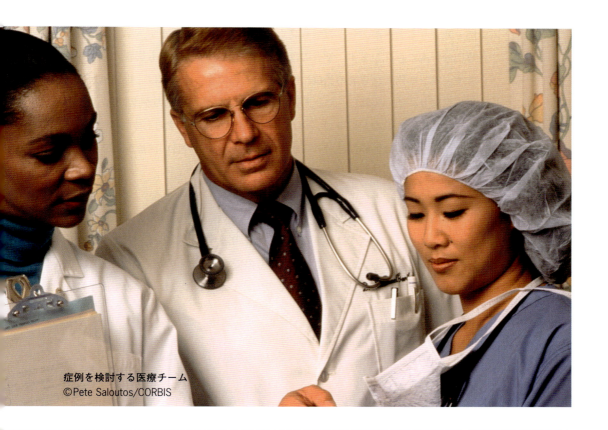

症例を検討する医療チーム
©Pete Saloutos/CORBIS

ケース・スタディ③

> C医師は、ある市立病院が新たに採用した麻酔科医だが、手術室での先輩外科医のやり方に驚いた。この外科医は、いまだに古い手技を用いており、その結果、手術は長引き、術後の痛みがひどく、回復まで時間もかかる。しかも、彼は患者についてしょっちゅうひどい冗談を飛ばし、手術を補助する看護師たちもうんざりしている。C医師は後輩スタッフとして、その外科医を個人的に批判することや、当局に報告することにはためらいを感じている。しかし、彼としても、状況改善のために何かしなければならないと考えている。

1 医学的権威に対する問題提起

医師は伝統的に、内部においても外部に対しても、非常に階層的な(*hierarchical*)*システムで働く職業です。内部的には、3つの互いに重複し合う階層(*hierarchies*)*があります。第一の階層は専門分野間を区別するものです。ある専門分野は他の専門分野よりも名声があり、報酬も高く得られるとされています。第二の階層は各専門分野内に存在します。学者のほうが開業医や勤務医よりも影響力をもっています。第三の階層は患者の治療に関連したものです。そこでは、担当医が最上の階層におり、他の医師は、たとえ経験年数および／または能力が上であっても、その患者を委ねられない限りは、単なる助言者として貢献するしかありません。外部的には、医師は医療提供者の階層のなかで看護師その他の医療職よりも最上位に、伝統的にはおかれています。

本章では内部と外部の階層間で生じる倫理問題を扱います。両方に共通するものもあれば、片方にしか当てはまらないものもあります。問題の多くは比較的新しく、医療における最近の変化に伴い生じたものです。これらの最近の変化により、医学的権威の伝統が大きく問われているので、それぞれの変化について簡単に説明していきます。

急速な科学的知識の進歩が臨床へ導入されるにつれて、医療はますます複雑にな

---

*：イタリック体の用語は用語解説（付録A）に掲載。

ってきました。医師の一人ひとりが自分の患者のすべての病気と治療について専門職ではありえないので、他の専門医や看護師、薬剤師、理学療法士、検査技師、ソーシャルワーカー、その他の多くの熟練した医療専門職の助けが必要です。

第2章で述べたように、医療のパターナリズムは、自分で医療を決定するという患者の権利の認識が高まるにつれて、徐々に弱まってきました。その結果、伝統的な医療パターナリズムの特徴であった権威主義モデルに代わって、意思決定についての協力型モデルが登場してきました。同様のことは医師と医師以外の医療専門職の関係についても起こっています。他の医療専門職たちは、理由を知らないままでは医師の指示に従うのを嫌がるようになっています。彼らは、自分たちも患者に対して特別な倫理的責任を負う専門職だと考え、こうした責任に対する彼らの認識と医師の指示が衝突する場合には、その指示に対して質問するか、異議を唱えることさえしなければならないと考えています。権威主義の階層モデルのもとでは、誰が指揮をとり、意見が対立した場合には誰が優先するのかについて、決して疑問は生じなかったのですが、協力型モデルは患者への適切な治療をめぐって論争を起こすことがあるのです。

このような動きは、医師の同僚や他の医療専門職との関係に関する「ゲームのルール」を変えつつあります。本章の以下の部分では、これらの関係のいくつかの問題点を指摘し、対応策を提案します。

2 同僚医師、教師、学生との関係

医療専門職の一員として、医師は伝統的に、お互いを他人もしくは友人というよりも、それ以上の家族として扱うものだと思われてきました。WMAのジュネーブ宣言には、「私の同僚は、私の兄弟姉妹である」との宣誓が含まれています。これについての解釈は、国や時代によってさまざまです。たとえば、出来高払い制度が医師への報酬の主な、あるいは唯一の支払い方法だったところでは、医師は「専門職の礼儀（professional courtesy）」に基づいて、同僚医師に対して医療費を請求しないという根強い伝統がありました。しかし第三者による支払いが利用できる国々では、この慣習は衰退してきています。

同僚医師に礼儀を尽くし、患者に対して最大限のケアを提供するために共同して働くという積極的義務に加え、WMAの医の国際倫理綱領には、医師同士の関係について2つの禁止事項が含まれています。(1) 患者の紹介だけのために金銭やその他の報酬を授受すること。(2) 同僚医師の患者を引き抜くこと。同僚医師の非倫理的または能力不足の行動を報告するという第三の責務については後に論じます。

医の倫理のヒポクラテスの伝統において、医師は自らの教師を特別に尊敬する義務がありました。ジュネーブ宣言はこのことを次のように述べています。「私は、私の教師に、当然受けるべきである尊敬と感謝の念を捧げる」。今日の医学教育は複数の学生・教師関係から成り立ち、過去の一対一の関係とは異なるとはいえ、今なお、教育活動を無報酬で行うことがきわめて多い現場の医師の善意と献身により支えられています。これらの教師がいなければ、医学教育は自己訓練にならざるをえないため、医学生その他の研修医は、これらの人々に感謝しなければなりません。

教師の側は、学生を礼儀正しく扱い、患者の扱いに対するよき見本とならなければなりません。医学教育のいわゆる「隠れたカリキュラム」、すなわち医師が現場で示す行動基準には、医の倫理の正式なカリキュラムよりはるかに強い影響力があり、倫理の要請と教師の態度や行動との間に矛盾がある場合、医学生たちは教師の側にならう傾向が強いのです。

教師には学生に非倫理的な行為を命じないという責務があります。医学雑誌に報告されたそのような行為の例としては、完全な資格をもった医療専門職が行うべき状況にもかかわらず、医学生に治療に対する患者の同意をとらせる、麻酔患者や死亡したばかりの患者を同意なしで内診させる、たとえ（点滴の挿入のように）ささいなことであっても、学生によっては本人の能力を超えていると思われる行為を監督なしでさせる、などがあります。学生と教師の力関係が対等でなく、しかも学生にとっては指示に対して質問や拒否がしにくいことを前提とすれば、教師は、学生に非倫理的な行動を要請していないかということを常に確認する必要があります。多くの医学校にはクラス代表か医学生団体があり、彼らの多くの役割のなかでもとりわけ重要なこととして、医学教育における倫理問題について何らかの問題提起ができると思います。自らの教育の倫理面に問題があると考える学生は、問題提起ができるよう、こうした方法を利用したり、またその問題について正式な手続きが必要な場合には、適切な支援がなされるべきです。こうした

ことは、必ずしも内部告発者（whistle-blower）*として特定されることなく行われるべきです。

医学生の側には、将来の医師としてふさわしい、高い水準の倫理的行動をとることが期待されています。他の医学生を同僚とみて、必要なときには、専門職らしくない行動を直したほうがいいと助言することを含めて、助けをさしのべるよう心がけるべきです。また、与えられた宿題やオンコール体制（待機当番）のような割り当てられた仕事や義務にも十分尽くさなければなりません。

3 安全でない行為や非倫理的な行為の報告

医療は伝統的に自主規制する専門職としての地位に誇りをもってきました。社会から認められた特権と患者から与えられた信頼に応えるために、医療専門職は自分たちに対して高い行動基準と懲戒手続きを確立し、違反行為に関する申立ての調査や、必要な場合には違反者の処罰も行ってきました。この自主規制システムは機能しないことも多く、近年では、たとえば規制当局に一般人メンバーを任命するなどによって、専門職としてより一層の説明責任を果たすような対策がとられています。しかし、自主規制に最も必要なことは、医師が自分たちの立てた原則を心から支持し、安全でない行為や非倫理的な行為を認識し、対処する意欲をもつことです。

同僚医師の能力不足、欠点あるいは不正行為を報告する責務は、さまざまな医の倫理綱領において強調されています。たとえば、WMAの**医の国際倫理綱領**は、「医師は……倫理に反する医療を行ったり、能力に欠陥があったり、詐欺やごまかしを働いている医師を適切な機関に通報すべきである」と定めています。しかし、この原則を実行に移すことは決して容易ではありません。一方では、医師は嫉妬のような不当な個人的動機や、同僚医師から受けた侮辱に対する報復目的でその名声を傷つけたい誘惑に駆られるかもしれません。また、友情や同情心（「神の恵みがなければ、それは私だったかもしれないという思い」）から、同僚医師の不正行為について報告するのをためらうかもしれません。このような報告をすると、告発された当事者はもちろん、他の同僚医師にも敵意をもたれたり、報告者にとって非常に不利益となる可能性があるからです。

違反行為の報告にはこれらの不利益がありますが、これは医師の専門職としての義務です。医師にはこの職業の名声を維持する責任があるだけでなく、能力不足や欠点や不正行為を認識できるのは、多くの場合医師だけです。しかし、同僚医師に関して懲戒当局へ報告するのは、通常は、他の手段を尽くし、それらが不十分である場合の最終手段となるでしょう。最初は、同僚に接して、「その行動は安全ではない」とか、「非倫理的だと思う」と告げることが考えられます。問題がこの段階で解決するなら、さらに先へ進む必要はありません。そうでない場合、次の段階は、その問題についてあなたと違反者の共通の上司あるいはどちらかの上司と話し合い、次の行動に関する判断をその上司に委ねることになると思われます。もしこの方法が現実的でないか、成功しなかった場合には、最終手段である懲戒当局への報告が必要となるでしょう。

4 他の医療専門職との関係

患者との関係について扱った第2章は、医師・患者関係における個人の尊重と平等な扱いがきわめて重要であるとの議論から始まりました。その議論のなかで示された原則は、ともに働く人々（co-worker）との関係でも同じように重要です。特に、「年齢、疾病もしくは障害、信条、民族的起源、ジェンダー、国籍、所属政治団体、人種、性的志向、社会的地位あるいはその他いかなる要因」（WMAジュネーブ宣言）を理由とした差別の禁止は、医師が患者の治療やその他の専門的活動で接するすべての人々との関係に適用されます。

差別しないということは、こうした関係においては受動的なものです。尊重するということは、もっと能動的で積極的なものです。医師、看護師、補助的医療従事者、その他であろうと、他の医療提供者に対する尊重とは、患者の治療に寄与する限りにおいて、彼らの技量と経験の価値を正しく認めることを意味します。すべての医療提供者は、教育や訓練の点では等しいわけではありませんが、患者の福祉に対する同じような気遣いとともに、基本的な人間としての平等を共有しているのです。

けれども、患者との関係と同様に、他の医療提供者との関係を拒んだり、終了させる合理的な理由もあります。それは、その人物の能力や人格に信頼がおけない

場合や、深刻な性格の不一致がある場合などです。これらの合理的な理由と正当でない動機とを見分けるには、医師の側に相当な倫理的感性が必要です。

5 協力

医療はきわめて個人主義的であると同時に、きわめて協力を必要とする専門職です。一方で、医師は「自分の」患者を完全に独占しています。個人的な医師・患者関係は、患者についての知識の収集と治療継続のための最善策であり、疾病の予防と治療にとって最良の道であるというもっともな主張もあります。同じ患者を担当し続けることは、医師にとっても、少なくとも金銭的な利益となります。しかし同時に、上述したように、医療は非常に複雑で専門分化されているため、相互に異なるが補完的な知識と技量をもつ医師間の緊密な協力が必要です。個人主義とこの協力との緊張関係は、医の倫理において繰り返し語られるテーマです。

医療パターナリズムの衰退とともに、医師が自分の患者を「所有する（own）」という考え方も消滅していきました。昔からある患者のセカンド・オピニオンを求める権利は、それを他の医療提供者に求めることを含むまで拡大し、そのほうが患者の必要によりよく合致する場合もあります。WMAの患者の権利に関する宣言は次のように述べています。「医師は、医学的に必要とされる治療を行うにあたり、同じ患者の治療にあたっている他の医療提供者と協力する責務を有する」。ただし、既述のように、医師はこの協力から、報酬の分配による利益を得てはいけません。

医師が患者を「所有すること（ownership）」に対するこのような制約については、患者・医師関係の重要性を保つための、他の方策により、調整することが必要です。たとえば、患者が複数の医師の治療を受けることは病院内では普通ですが、そのような患者に対しては、可能な限り、それらの治療を総合的に調整し、患者が意思決定をしやすいように、患者に全体的な経過を知らせる1人の担当医を割り当てたほうがいいでしょう。

医師同士の関係は大体のところうまくルール化され、わかりやすく機能しているのに対し、医師と他の医療専門職との関係は、そうした状態にあるとは言えませ

ん。各専門職の果たすべき役割が何かについては、かなり意見の違いがあります。先に述べたように、看護師、薬剤師、理学療法士、その他専門職の多くは、自分たちは患者の治療に関して、自らの分野においては医師よりも優れており、自分たちが医師と対等に扱われない理由はないと考えています。すべての治療提供者の見解が平等に考慮されるチーム・アプローチでの患者治療を好み、自分たちは医師に対してではなく患者に対して説明責任を負っていると考えています。他方、医師の多くは、たとえチーム・アプローチが採用されたとしても、責任者が1人必要で、教育と経験の点から、医師がその役割に最もふさわしいと思っています。

医師のなかには、伝統的で、ほぼ絶対的な自分たちの権威に対する抵抗を認めない人もいるかもしれません。しかし、医療上の意思決定にもっと参加したいという、患者と他の医療提供者両方からの主張に応える形で、医師の役割が変化していくことは確実なようです。医師は、自らの提案の正当性を他者に説明し、その提案を受け入れてもらうよう説得できなければなりません。このようなコミュニケーション能力に加え、患者治療に関わるさまざまな人々の間に生じる衝突を解決する能力も必要となります。

患者の最善の利益のために協力することにおける特有の課題のひとつは、患者が伝統的または代替的といわれる治癒者（「ヒーラー（healer）」）に頼ることから生じています。ヒーラーは、アフリカ、アジアで多くの人々から相談を受けており、その数はヨーロッパやアメリカでも増えつつあります。2つのアプローチは相互補完的だと考える人もいますが、多くの状況で対立するおそれがあります。少なくとも伝統的または代替的治療のなかのあるものには治療上の効果があり、患者にも求められていることから、医師はヒーラーとも協力する道を考える必要があります。そのやり方は、国やヒーラーの種類によってさまざまです。どのように協力するとしても、常に患者の福祉を一番に考えるべきでしょう。

6 対立の解消

医師は、他の医師や医療提供者との間で、事務手続きや報酬などに関し、さまざまな摩擦を経験すると思います。ここでは患者の治療をめぐる対立に焦点を当て

ます。理想は、治療上の決定に、患者、医師、その他患者の治療に関わるすべての人の合意が反映されていることです。しかし、不確実性や見解の相違のために、治療の目的またはその目的達成のための手段についての意見は一致しないことがあります。限られた医療資源や組織の方針という事情もまた、コンセンサスの形成を困難にします。

治療目的や目的達成の手段に関する医療提供者間の意見の不一致は、その医療チームと患者との関係を損なわないよう、チーム内で明確にし、解決すべきです。医療提供者と管理者が資源配分に関して意見が異なるときは、組織内部で解決すべきで、患者のいる前で議論してはいけません。これら2つのタイプの対立はいずれも倫理的性質をもつため、解決にあたっては、臨床倫理委員会や倫理コンサルタントのアドバイスが得られるなら、それらを参考にすることも必要です。

このような対立の解消には、以下のガイドラインも参考にしてください。

- 対立は、たとえば、意見の異なる人同士が直接話し合うなど、できるだけ非公式に解決する。公式の手続きをとるのは、非公式な方法がうまくいかなかったときだけとする。

- 直接的な関係者全員の意見を引き出し、それぞれを尊重して考慮する。

- 患者や法的権限のある代理決定者が、十分な情報を与えられたうえで治療に関する選択を決定している場合は、その選択を論争の解決において第一に考慮する。

- 論争が患者にどのような選択肢を提示するかをめぐるものである場合、たいていは狭い選択肢よりも幅広い選択肢のほうが望ましい。仮によいと思われる治療法が資源上の制約で利用できない場合でも、患者は原則的にこのことについても知らされるべきである。

- 相応の努力にもかかわらず、話し合いによって合意や妥協に達することができなかった場合には、決定権利者または決定責任者の決定を採用する。誰が権利者または責任者であるかが明らかでない場合、またはそれについて争いがある場合には、調停、仲裁または判決を求める。

決定された内容が専門職としての判断または個人的な道徳観から支持できない場合には、被治療者に危害や遺棄といったリスクが及ばない措置が確保されていれば、医療提供者がその決定の実施に関係しないことが認められるべきです。

ケース・スタディを振り返って

> Ｃ医師が手術室での先輩外科医の行動に驚いたのは正しい。その先輩医師は患者の健康を危険にさらしているだけでなく、患者と同僚の双方に対して礼儀を欠いている。Ｃ医師にはこの行動を見過ごさずに、何かをする倫理的な義務がある。第一段階として、たとえば冗談に呼応して笑うというような、無礼な行動を支持する態度を示すのはやめるべきである。もしその先輩医師とこの問題を話し合うことが効果的だと思うなら、思い切ってそうすればいい。そう思えないのならば、病院内の監督部署へ直接掛け合わねばならないかもしれない。もし監督部署がこの状況に対応してくれないようなら、しかるべき医師免許認定機関へ連絡し、調査を依頼するという方法もある。

Ethics and Medical Research

第5章
倫理と医学研究

目標

第5章を終えると、以下のことが習得できるはずである。

- 研究倫理に関する主な原則を特定できる。
- 研究と臨床治療のバランスの取り方がわかる。
- 倫理審査委員会の要件を満たすことができる。

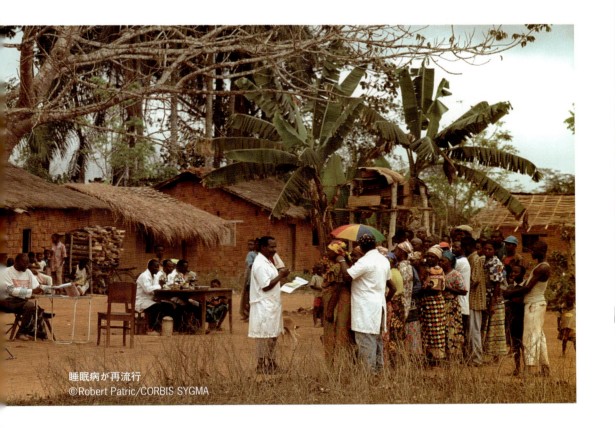

睡眠病が再流行
©Robert Patric/CORBIS SYGMA

ケース・スタディ④

> R医師は、小さな田舎町の家庭医である。今回、骨関節症に対する新しい非ステロイド性の抗炎症薬（NSAID）の治験に参加するよう、開発業務受託機関（CRO）から働きかけがあった。彼女は、患者を治験登録すると、その数に応じてお金を受け取ることになる。CROは、この治験に必要とされるすべての承認を得ており、もちろん倫理委員会の承認も得ていると保証している。R医師は、これまで治験に参加したことがないが、特に特別な対価も得られることで気をよくしている。そこで、彼女は、その治験の科学的、倫理的側面についてさらに問い合わせることなく、参加を承諾した。

1 医学研究の重要性

医学は数学や物理学のような厳密科学ではありません。ほぼいつの時代にも当てはまる一般的原理は多数ありますが、患者は一人ひとりすべて異なり、90％の人に効果のある治療法が、残りの10％の人には効かないこともあります。それゆえ、医学は本質的に経験に基づくものなのです。最も広く行われている治療法でさえ、それが特定の患者にとって有効か否か、さらに言えば、患者一般にとって有効か否かを判断するためには、観察と評価が必要です。このことが医学研究のひとつの役割です。

もうひとつの、おそらくもっとよく知られている役割は、新しい治療法、特に医薬品、医療機器、手術手技の開発です。この分野には過去50年間にめざましい進歩があり、今日では、かつてないほど多くの医学研究が行われています。それにもかかわらず、人体の働き、疾病（よく知られたものも新しいものも）の原因、予防または治療のための最善策に関して、まだ答えの見つからない問題がたくさんあります。医学研究はこれらの疑問に答えるための唯一の方法です。

人体生理をさらに追究していく以外にも、医学研究は人の健康に関わるさまざまな要因を調査します。疾病のパターン（疫学）、医療に関わる組織、資金調達、サービスの提供（医療システム研究）、医療の社会的・文化的側面（医療社会学、医療人類学）、法律（法医学）、そして倫理（医の倫理）などです。こうした研究の

重要性は、ますます認められるようになり、生理学的研究以外の医学研究のために特別プログラムを用意する多くの資金提供者があります。

2 臨床実務における研究

医師はみな、医学研究の成果を臨床で利用しています。医師は能力を維持するために、生涯教育（Continuing Medical Education）／継続的専門職育成（Continuing Professional Development）プログラム、医学雑誌、あるいは知識の豊富な同僚との交流によって、自分の専門分野の最新の研究についていかなければなりません。たとえ自ら研究に参加しないとしても、研究結果の解釈とその患者への適用の仕方を知っていなければならないのです。したがって研究方法の基本に精通していることは、適切な医療を実践するうえで不可欠の能力です。この能力を鍛える最善の方法は、医学生またはその後の専門的な資格で、研究プロジェクトに参加することです。

実地医家が研究に参加する最も一般的な方法は臨床試験です。新薬は、政府の認めた規制当局による承認を得るまでに、安全性と有効性に関する詳しい検査が行われなければなりません。このプロセスは、実験室の研究に始まり、動物実験へと続きます。この結果が有望な場合には、以下のような四段階または四相の臨床試験へと移行します。

- 第一相試験は、通常、比較的少人数の健康なボランティアを対象として実施される。ボランティアにはその参加に対して、多くの場合お金が支払われる。どのくらいの投薬量で人体に反応が起きるか、人体はその薬をどのように処理するか、人体に有毒または有害な影響があるか否かを判断する。

- 第二相試験は、その薬が治療しようとする疾病にかかった患者の一群を対象として実施される。ここでの目的は、その薬がその疾病に何らかの有益な効果を示すかどうかと、何らかの有害な副作用があるか否かを判断することである。

- 第三相試験は、大人数の患者へ薬を投与し、当該症状のための別の薬がある場合にはその薬と、あるいはさらにプラセボと比較する臨床試験の段階である。

可能であれば、このような試験は「二重盲検法（double-blinded）」、すなわち被験者も担当医も、誰がどちらの薬、またはプラセボを与えられているかわからない方法で実施される。

- 第四相試験はその薬が認可、市販されてから行われる。新薬は最初の数年間、市販前の段階では見られなかった副作用について監視される。さらに、製薬会社は通常、その新薬が処方する医師と服用する患者からどのように思われているかに関心をもっている。

近年の試験実施数の急増に伴い、試験の統計的要件を満たすために、これまでよりも大勢の患者を見つけ、試験に参加してもらう必要が生じています。これらの試験責任者は、個人の医師も製薬会社も、今では被験者となる患者を登録するために、他の多くの医師に頼るようになっており、外国の医師に頼る場合も少なくありません。

医師にとって研究参加は価値ある経験ですが、そこには十分理解したうえで避けなければならない問題が潜んでいます。第一に、たとえ医師と研究者が同一人物であっても、医師・患者関係における医師の役割と、研究者・被験者関係における研究者の役割とは別です。医師の第一義的な責任が患者の健康と福祉であるのに対し、研究者の第一義的責任は知識の創出であり、それは被験者の健康と福祉に寄与するかどうかはわかりません。したがって、この２つの役割の間には潜在的な対立があります。この対立が現実化したときには、医師としての役割を研究者としての役割より優先させなければなりません。これが実際にどのようなことを意味するかを以下に明らかにします。

これら２つの役割が組み合わさることによるもうひとつの潜在的問題は利益相反です。医学研究は資金を潤沢に要する事業であり、医師はときには研究参加に対して相当の報酬を提示されます。被験者登録に対する謝礼金、研究データを送信するためのコンピュータなどの備品、研究成果を議論するための会議への招待、研究結果を出版する際の共著者となることなどです。これらの恩恵を得る医師の利益は、ときに患者に利用可能な最善の治療を提供する義務と相反する可能性があります。さらには、患者が研究に参加するか否かを十分な情報を得たうえで決定するために必要なすべての情報を受け取るという、患者の権利とも相反することがあります。

これらの潜在的問題は乗り越えることができるものです。共感、能力、自律性という医師の倫理的価値は、医学研究者にも同様に当てはまります。つまり、これら2つの役割間に本質的な対立はありません。医師が研究倫理の基本ルールを理解し、それらに従う限り、臨床実務に不可欠な構成要素として研究へ参加することに何の困難もないはずです。

3 倫理要件

研究倫理の基本原則は今日では十分に確立されています。しかし、これまでずっとそうだったわけではありません。19世紀・20世紀の著名な医学研究者の多くは、患者の同意もなく、また患者の福祉への配慮に関しても、あったとしてもごくわずかで、患者に対する実験を行っていました。研究倫理に関しては20世紀初頭からいくらか言及されるようになりましたが、ナチス・ドイツおよびその他の地域の医師が明らかに基本的人権を侵害するような人体実験を行うのを阻止できませんでした。これらの医師のなかには、第二次大戦後に、ドイツのニュルンベルク特別法廷に起訴され有罪になった者もいます。この判決の根拠はニュルンベルク倫理綱領として知られ、今日まで現代の研究倫理の基本的文書のひとつとされています。この綱領の10原則中に、患者が被験者となる場合には自発的同意が必要であるという原則があります。

WMAは、1947年、ニュルンベルク綱領発布と同じ年に創設されました。第二次大戦前および大戦中に起きた医の倫理違反を重視し、WMAの創設者らはまず、医師に少なくとも倫理的責務を自覚させることを考えました。数年間の検討ののち、WMAは1954年に、**研究と実験の実施者のための原則**（Principles for Those in Research and Experimentation）を採択、この文書はその後10年かけて改訂され、1964年、最終的に**ヘルシンキ宣言**（Declaration of Helsinki：DoH）として採択されました。これは1975年、1983年、1989年、1996年、2000年、2008年、2013年にも改訂されています。DoHは研究倫理を簡潔に要約したものです。研究倫理一般に関しては近年、他にもより詳細な文書が作成されています〔例：国際医科学機構評議会（CIOMS）の**人間を対象とする生物医学研究のための国際的倫理ガイドライン**（International Ethical Guidelines for Biomedical Research Involving Human Subjects）1993年。2002年改訂〕。

また、研究倫理の特定事項に関する文書も作成されています〔例：ナフィールド生命倫理委員会（UK）**発展途上国での医療に関わる研究倫理（The Ethics of Research Related to Healthcare in Developing Countries）**2002年〕。

これらの文書は、領域、長さ、作成者が異なるにもかかわらず、研究倫理の基本原則については大部分で一致しています。これらの原則は、医薬品や医療機器の承認に関わるものを含め、多くの国や国際機関の法や規則に取り入れられています。以下では、主に DoH をもとにして、これらの原則を簡単に説明していきます。

1）倫理審査委員会の承認

DoH の第23項は、人間を対象とする医学研究の申請はすべて実施前に、独立した倫理委員会の審査と承認を受けなければならないと規定しています。承認を得るには、研究者は、研究の目的と方法を説明しなければなりません。つまり、被験者の募集方法、同意の取り方、プライバシー保護の方法を説明し、研究の資金源を明らかにし、研究者側に起こりうるすべての利益相反を開示します。倫理委員会は、計画を提示どおり承認するか、実施前に修正を要請するか、申請自体を却下するかのいずれかを行います。委員会はさらに、実施中の研究を監視する役割を担っており、研究者が責任を果たしていることを確認し、予期せぬ深刻な有害事象が生じた場合には、必要に応じて研究を中止させることができます。

研究計画に倫理委員会の承認が必要なのは、研究者も被験者も、研究計画が科学的および倫理的に適切かどうかを判断できるほど、知識があり客観的であるとは必ずしも限らないからです。研究者は中立的な専門委員会に対して、その計画は実施する価値があること、自分たちにはそれを実施する能力があること、被験者となる人へ被害を与えないよう最大限の保護策が講じられることを説明する必要があります。

倫理委員会の審査に関して解決しなければならないのは、複数のセンターの共同プロジェクトの場合、それぞれのセンターの承認が必要か、それとも1つの委員会の承認で足りるのかという問題です。センターが別々の国にある場合は、一般にそれぞれの国での審査と承認が必要とされます。

2) 科学的価値

DoHの第21項は、人間を対象とする医学研究は科学的根拠に基づき正当化できなければならないと定めています。この要件には、たとえば方法論的な欠陥があるため成功の見込みのない研究計画や、成功したとしてもごく小さな成果しかもたらさない研究計画を排除する意図があります。研究計画へ患者の参加を求めるには、たとえリスクが最小であったとしても、その研究の結果、重要な科学的知識が得られる見込みがなければなりません。

科学的価値（scientific merit）を確保するため、第21項は、研究計画はそのトピックに関する文献の全知識と過去の実験、および必要な場合には、提案されている薬剤使用が、人間に対する有効性が期待できる合理的根拠を示す動物実験に基づかなければならないことを求めています。動物を対象とする実験はすべて、使用される動物の数を最小限にし、不必要な苦痛を避けるという倫理ガイドラインに従います。第12項は科学者としての資格のある人だけが、人間を対象とする研究を実施すべきであるという要件をさらに付け加えています。倫理審査委員会は、これらの条件が満たされていることを確かめてから研究計画を承認します。

3) 社会的価値

医学研究計画要件のなかでも論争を呼ぶもののひとつは、それが社会一般に寄与するかどうかという点です。かつて、科学的知識の進歩はそれ自体で価値があり、それ以上の正当化は必要ないことが広く認められていました。しかし、医学研究のために利用できる資源がますます不足するにつれ、研究計画を承認すべきかどうかの重要な判断基準として、社会的価値（social value）という考え方が登場してきました。

DoHの第16項と20項は、研究計画の評価に際して、社会的価値を考慮に入れることを明らかに支持しています。研究計画の目的の重要性は、科学的にも社会的にも重要であるとされたうえで、被験者のリスクや負担に勝るべきものです。さらに、その研究の対象とされる集団は、研究の結果から利益を得られる必要があります。このことは、研究の成果として開発された新薬が他国の患者にのみ利益を与え、研究のリスクと不快感に耐えた被験者が不当に扱われるおそれのある国々においては特に重要です。

研究計画の社会的価値は科学的価値よりも判断が難しいとはいえ、無視してよいものではありません。研究者と倫理審査委員会は、有用な社会的目的に役立つ見込みのない試験には、患者が絶対に参加させられないよう注意しなければなりません。そうしないと、貴重な医療資源は浪費され、人々の健康と福祉に大きく貢献する要因としての医学研究の評判は低下してしまいます。

4）リスクと利益

研究計画の科学的価値と社会的価値が認められたなら、次に研究者は、被験者に対するリスクが不合理なものではないこと、あるいはたとえ研究によって期待される利益が、被験者本人に及ばないとしても、その利益とリスクが均衡を欠くものでないことを示す必要があります。リスクとは、有害な結果（被害）が生じる可能性です。それには2つの要素があります。(1) 被害が発生する可能性の高さ（きわめて低い可能性から非常に高い可能性まで）。(2) 被害の深刻さ（微細なものから永続的な重い障害や死亡まで）。微細な被害のきわめて低い可能性であるとすれば、意義のある研究計画にとって問題にはなりません。この対極には、深刻な被害の高い可能性があり、このような研究計画は、終末期の被験者に唯一の希望を与える場合を除いては許されません。これら両極の中間にあるケースについて、DoH第17項と18項は、研究者がリスクの程度を十分見極め、それを確実に管理しなければならないと定めています。リスクがまったくわからない場合は、研究者はたとえば実験室での研究や動物実験からの信頼できるデータが手に入るまで、研究計画を実施すべきではありません。

5）インフォームド・コンセント

ニュルンベルク倫理綱領（Nuremberg Code）の第一原則は、「被験者の自発的な同意は絶対に必要である」というものです。この原則に続く説明の段落では、さまざまな事項のなかでも、被験者は「十分な理解と啓発に基づく決定を下せるよう、関連する事項について十分な知識と理解をもつべきである」ことを求めています。

DoHはインフォームド・コンセントに関してもう少し詳述しています。第26項は、研究参加について十分情報を得たうえで決定を下すために被験者が知る必要のある事項を明記しています。第27項は、同意が完全に自発的なものではなく

なるおそれがあることを理由に、個人に研究に参加するよう圧力をかけることに対して警告しています。第28項から30項は、同意を与えることができない被験者（未成年者、重い精神障害者、意識のない患者）について扱っています。彼らも被験者となることはできますが、厳しい条件下に限定されます。

他の研究倫理に関する文書と同様に、**DoH** も、インフォームド・コンセントは被験者が「同意書」へ署名することによって表示されるべきであると勧告しています（第26項）。多くの倫理審査委員会は、研究者に、その研究計画で使用する予定の同意書を提出するよう求めています。国によっては、これらの書類が長く詳細になりすぎて、もはや被験者に研究計画を説明する目的を果たさなくなっています。いずれにせよ、インフォームド・コンセントを得るプロセスは、同意書への署名で始まりかつ終わるわけではなく、研究計画とそれへの参加が被験者に意味するすべてのことを、注意深く口頭で説明しなければなりません。さらに被験者には、たとえ研究が始まった後でも、いつでも参加への同意を撤回する自由があり、それによって研究者や他の医師から何か報復を受けたり、彼らの治療に悪影響が及ぶことはないと伝える必要があります（第31項）。

6）守秘義務

臨床における患者と同様、被験者には彼ら個人の医療情報に関するプライバシーの権利があります。しかし臨床とは異なり、研究においては、個人の医療情報をより広範囲の科学界や、ときには一般社会まで含めて他者に開示することが必要とされます。プライバシー保護のために、研究者は被験者から個人の医療情報を研究目的で利用することについて、必ずインフォームド・コンセントを得なければなりません。そのためには、被験者に、彼らの情報がどのような形で利用されるかに関して、事前に説明することが必要です。一般的ルールとして、情報は匿名化し、安全に保管し、伝達されるべきです。WMAの**医療データベースの倫理的考察に関する宣言**（Declaration on Ethical Considerations Regarding Health Databases）は、この問題に関して、さらに詳しい指針を提供しています。

7）役割間の衝突

医師と研究者が同一人物であっても、医師・患者関係における医師の役割と、研究者・被験者関係における研究者の役割が別であることは、本章ですでに述べま

した。DoH第14項は、そのような場合、医師としての役割が優先されなければならないことを明記しています。これにはさまざまな意味がありますが、医師は患者が現行の治療法でうまくいっており、ある研究計画が患者を無作為に別の治療法やプラセボグループへの組み入れを求める場合には、特に患者にその研究へ参加しないよう助言する用意が必要です。医師は、確固とした科学的根拠に基づいて、患者の現行の治療法が新しい治療法あるいはプラセボと比較しても、適切かどうかが本当にわからない場合にのみ、患者に研究計画への参加を依頼すべきです。

8）正直な結果報告

研究結果を正確に報告することは、本来言うまでもないことですが、残念ながら、研究結果の公表における不正行為の話は、近年数多く聞かれています。盗用（*plagiarism*）＊、データの偽造、二重投稿、そして「贈物」として共著者にする（'gift' authorship）などの問題があります。そのような行為は、少なくともそのことが明らかになるまでは、研究者の利益になるとしても、不正確あるいは虚偽の研究報告に基づいて誤った治療を与えられる患者、およびその研究の追跡調査を試みて多くの時間と資源を無駄にする他の研究者に対して、甚大な被害を引き起こします。

9）内部告発

非倫理的研究が行われるのを防止し、またはその事実を明らかにするため、そのような行為を知った者は誰でも、しかるべき当局へ知らせる義務を負っています。残念ながら、そのような内部告発は必ずしも歓迎されるわけではなく、相手にされないことがあるうえ、ときには内部告発者が、不正行為を公表しようとしたことで処罰されたり、敬遠されたりします。しかしながら、このような姿勢は変わってきているようです。医学者も政府規制当局も、非倫理的研究を見つけ出して処罰する必要性を理解し、この目的達成のために内部告発者の役割を評価しはじめています。

医学生のような研究チームの若手メンバーは、非倫理的研究を疑って行動に出ることは、特に難しいと思うかもしれません。自分には先輩研究者の行為を判断する資格はないと感じ、もし声を上げれば、処罰を受ける可能性があるからです。

しかし最低でも、たとえば被験者に対して嘘をつくことや、データの偽造のような、明らかに非倫理的と考えられる行為への参加は拒否すべきです。そのような行為に他の人が関わっているのを見たら、直接的でも匿名であっても、しかるべき当局へそのことを知らせるために、できるだけの手段を講じるべきでしょう。

10) 未解決の問題

研究倫理のすべての事柄に関して一般的合意があるわけではありません。医学は、遺伝子、神経科学、臓器・組織の移植など、さまざまな分野で進歩し続けているので、倫理的に受け入れられるかどうかについて、まだ答えのないような技術、手続き、治療に関する新しい問題が出てきます。さらに、古くからの問題のなかにも、今も倫理的論争の対象となっているものがあります。たとえば、どのような条件下で臨床研究にプラセボ群を組み入れるか、また医学研究の参加者にはどのような継続的ケアが提供されるべきかという問題などです。世界的レベルでは、医学研究の10/90ギャップ（世界人口の90％に影響を与える医療問題に対して、全世界の研究資金の10％しか使われていないこと）が、明らかに未解決の倫理問題です。そして、研究者が実際に世界でも資源の乏しい地域の問題に取り組む際には、しばしば自分自身の倫理的見解と自分の働いている社会の見解との対立に直面します。これらすべての問題は、一般的な合意が得られるまで、今後さらなる分析と議論が必要です。

このように多数の問題をかかえているとはいえ、医学研究は医師や医学生だけでなく被験者にとっても価値があり、報われることの多い活動です。医師や医学生は、研究者と被験者の関係を反対側から理解するためにも、実際に自ら被験者となることを検討してみるべきです。

ケース・スタディを振り返って

R医師はそんなにすぐ返事をするべきではなかった。まずは、その研究計画についてもっと調べ、それが倫理的研究の要件をすべて満たしていることを確認すべきである。特に、倫理審査委員会に提出された研究計画書と、委員会がその研究計画について付したコメントや条件は、すべて見せてくれるよう依頼しよう。自分の専門分野以外の研究計画には参加せず、計画の科学的価値と社会的価値については納得しておくべきだ。その計画を自分で評価する能力に自信がない場合には、より大きな施設にいる同僚のアドバイスを求めよう。自分が患者の最善の利益のために行動しているかどうかを必ず確認し、現行の治療を実験的治療またはプラセボに変えても害を受けない患者しか参加させないようにしよう。患者が参加するか否かに関して十分な情報を得たうえで同意することができるように、他の代替手段についても説明できなければならない。確定した人数の患者を被験者として登録する約束はしないことだ。そのような約束をすると、患者に対して、患者の最善の利益に反してでも、参加に同意するよう圧力をかけてしまいかねないからだ。研究に参加している患者については、予期せぬ有害事象が起こらないか慎重に監視し、いつでも迅速な是正処置ができるようにしておこう。最終的に、研究結果が入手可能になったときには患者に知らせてあげるべきである。

Conclusion

第6章
結 論

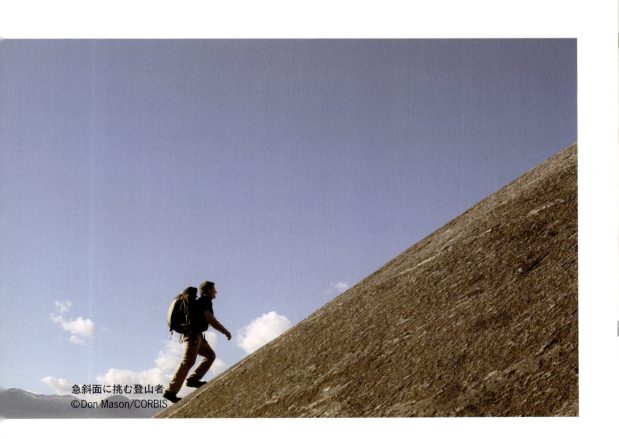

急斜面に挑む登山者
©Don Mason/CORBIS

1 医師の責任と特権

本書は、医師の義務と責任に焦点を当ててきましたが、これは確かに医の倫理の主要部分です。けれども、すべての人間と同じように、医師には責任だけでなく権利もあり、医師が患者、社会、同僚などの他者からどのように扱われるべきかを考えなければ、医の倫理は不完全なものとなります。医の倫理におけるこのような観点は、多くの国の医師が職務を遂行するうえで大きな不満を抱いている現状において、ますます重要になっています。不満の原因は、限られた医療資源、医療提供に関する政府や企業のミクロ管理、医療事故や非倫理的な医師の行為についてのメディアによる扇情的な報道、患者や他の医療提供者による医師の権威や技量に対する問題提起など、さまざまです。

医の倫理はかつて、医師の責任だけでなく権利についても考慮していました。アメリカ医師会の1847年版の倫理綱領など、かつてのものには、医師に対する患者や社会の義務という章がありました。それらの義務の大部分は今では時代遅れです。たとえば、「患者は医師の処方に即座かつ絶対的に従うべきである。その処方の適切さについて、自らの未熟な意見を述べることで、処方を聴く際の注意力がそらされてはならない」。しかしながら、「社会は医師の資格に正当な評価を与え、……医学教育を促進するあらゆる奨励措置と便宜を提供しなければならない」という規定は、今でも妥当性があります。しかし、アメリカ医師会はこの章を改訂したり更新する代わりに、最終的には章ごと倫理綱領から削除してしまいました。

これまでに、WMAは、医師の権利とそれらの権利を尊重するための他者、特に政府の責任に関するいくつかの文書を採択しています。

- 1984年の**医学会議への出席の自由に関する声明**(Statement on Freedom to Attend Medical Meetings)では、「WMAやその他の医学会議がどこで開催されようとも、医師がそのような会議に出席することを妨げるような障害があってはならない」と主張しています。

- 2006年の**医療の水準に対する医師の責任に関する声明**(Statement on Professional Responsibility for Standards of Medical Care)では、「医師の

専門的行為や実践に関するいかなる判断も、研修や経験によりその医療問題の複雑さを理解する同僚の医師による評価を受けなければならない」と宣言し、「医師の作為ないし不作為に対し医療専門職による誠実な評価判断なしに、患者の苦情を処理する手続き」を強く批判しています。

- 1997年の**拷問その他の残忍、非人道的または人格を傷つける処置への加担、および看過を拒否する医師に対する支援に関する宣言**（Declaration Concerning Support for Medical Doctors Refusing to Participate in, or to Condone, the Use of Torture or Other Forms of Cruel, Inhuman or Degrading Treatment）では、WMAが「そのような非人道的な行為への関与を拒否している医師やそれによる被害者の治療とリハビリテーションのために働いている医師に対して、援助や保護を与え、各国医師会にも援助や保護を呼びかけるとともに、医療上の守秘義務を含む最高次の倫理原則を遵守する権利を保障すること」を約束しました。

- 2014年の**医療従事者の国際移動の倫理ガイドラインに関する声明**（Statement on Ethical Guidelines for the International Migration of Health Workers）は、すべての国々に対して、「自国のニーズや資源を考慮し、医師が個人的な目標や医師としての目標を達成するために必要とする支援を提供することによって、医師を国内に確保するとともに業種転換を防ぐよう最善を尽くす」よう呼びかけています。また、「自国以外で恒久的または一時的に勤務する医師は、その国内の他の医師と同等に処遇されるべきである（たとえば、職業上の選択肢に対する平等な機会や同じ業務に対する平等な支払い等）」ことを求めています。

前述のような医師に対する脅威や要求の数々を考えれば、医師のためのこのような擁護も必要ですが、ときには自分たちが享受している特権（privileges）を思い起こすことも必要です。多くの国の世論調査によれば、医師は常に最も尊敬と信頼を集める職業のひとつです。医師は一般に、平均よりも高い（国によってははるかに高い）報酬を得ています。以前ほどではないとしても、今なお相当大きな臨床上の自律性をもっています。医師の多くは、研究への参加を通じて新しい知識の追求という刺激的な活動に関わっています。最も重要な点として、医師は、個々の患者、特に社会的弱者や最も医療を必要としている人、そして社会一般にとって計り知れない価値があるサービスを提供しています。痛みや苦痛を取り除き、病気を治し、死にゆく者に安らぎを与えるという、医師が提供する恩恵を考

えれば、これほどやりがいのある仕事は、他にほとんどありません。倫理的責務を果たすことは、これらすべての特権を考えれば、小さな代償ではないでしょうか。

2 自分自身に対する責任

本書では、医師の倫理的責任を分類しましたが、これは患者、社会、同僚（他の医療専門職を含む）という主な利益享受者による分類でした。医師は、自分が自分自身や自分の家族に対しても責任を負っていることを忘れやすいものです。世界各地で、医師であることに対しては、自分の健康や福祉をほとんど考えず、医療の実践に自己を捧げることが求められてきました。週60〜80時間勤務もまれではなく、ときには休暇は不必要な贅沢と考えられています。多くの医師はこのような状況でもなんとかやっているようですが、家族には悪影響が及んでいるに相違ありません。なかには、明らかにこのような専門職としての仕事のペースに苦しむ医師もおり、その結果は、慢性的疲労から薬物乱用、自殺に至るまでさまざまです。疲労は医療ミスの重大な要因なので、健康を害した医師は患者にとっても危険です。

医師に健康なライフスタイルを奨励するとともに、患者の安全を確保する必要性から、国によっては、研修医が働く時間数や交替勤務時間の長さに制限が設けられるようになっています。今では、女性医師のために、家庭の事情による研修プログラムの中断をしやすく配慮した医学教育機関もあります。このような措置は医師の健康や福祉に役立ちますが、自己管理の第一次的な責任は、医師個人にあります。喫煙、薬物乱用、過労など明らかに健康を害する行為を避けるだけでなく、専門職としての生活と個人としての生活におけるストレスの要因を知り、適切な対処法を考え、それを実践することによって、自分の健康と福祉を守り、高めていくことが必要です。これらがうまくいかないときには、患者、社会あるいは同僚との関係に悪影響を与えかねない個人的問題について、同僚や適切な資格のある専門職の助けを求めることが大切です。

3 医の倫理の未来

本書は、過去の医の倫理を数多く参照しつつも、医の倫理の現在の状況に焦点を当ててきました。しかし、現在とは、絶えず過ぎ去っていくもので、常に時代に取り残されないようにするためには、未来を予測することが必要です。医の倫理の未来は、医療の未来に大きく依存します。21世紀に入ってから最初の十数年間で、医療は急速に進化しており、今の医学部1年生が研修を終える頃に、医療がどうなっているのかを予測することは難しく、さらに彼らが医療の現場から離れるまでにどのような変化が起こるかに至っては、まったくわかりません。さまざまな地域の不安定な政治・経済、環境破壊、HIV/AIDSの継続的拡大、その他感染症の可能性を考えれば、未来が現在よりよくなるとは限りません。医療の進歩の恩恵がようやくすべての国々へと広がり、そこで生じる倫理的問題は今日豊かな国々で議論されている問題に似たものだろうと期待することもできますが、その逆もありえます。現在豊かな国々が衰退し、医師が熱帯病の流行や深刻な医療供給不足に対応しなければならない状況に陥っているかもしれません。

未来は本質的に予測不能であることから、医の倫理もそれにフレキシブルに対応できることが必要で、実際にかなり前からそうなっています。しかし、医の倫理の基本原則、特に共感、能力、自律という価値は、基本的人権への配慮や献身的な専門職意識とともに、そのまま残るのではないでしょうか。科学の進歩や社会、政治、経済的原因によって医療にどのような変化が起きたとしても、そこには常に病人がいて、可能ならば治癒（cure）を、そして常に治療（care）を必要としています。医師は伝統的にこれらのサービスを提供してきましたし、それ以外にも健康促進、疾病予防、医療システム管理といった活動を行ってきました。これらの活動のバランスは、将来変わるかもしれませんが、医師はこれらのすべてにおいて重要な役割を果たしていくでしょう。それぞれの活動には多くの倫理的課題が伴うため、医師は医療のその他の分野と同様に、医の倫理の発展を常に把握しておく必要があります。

これで本書は終わりますが、読者にとっては生涯続く医の倫理の研鑽のなかの一歩でしかありません。「はじめに」で述べたことを繰り返せば、本書は、医の倫理の基礎的な入門とその中心的課題のいくつかを提示するだけです。本書を通じて、医療の倫理的側面、特に読者自身がこれから医療のなかで直面していく倫理

問題について常に向き合っていく必要性を理解してほしいと思います。**付録B**に掲載されている情報源のリストも、この分野の知識を深めるために参考としてください。

Appendix

付録

一覧

- 94　付録A〈用語解説〉
- 97　付録B〈インターネット上の医の倫理に関する主な情報源〉
- 98　付録C〈世界医師会（WMA）：全世界の医学校のカリキュラムに医の倫理と人権を含めることに関するWMA決議、世界医学教育連盟（WFME）：質向上のための国際基準──基礎医学教育〉
- 100　付録D〈医学校における倫理教育強化のために〉
- 101　付録E〈ケース・スタディ（追加）〉

- 104　《『WMA医の倫理マニュアル 原著第3版』日本語版付録》
- 104　WMA ジュネーブ宣言
- 105　WMA 医の国際倫理綱領
- 106　WMA ヘルシンキ宣言──人間を対象とする医学研究の倫理的原則
- 113　患者の権利に関するWMA リスボン宣言
- 117　患者の安全に関するWMA 宣言
- 118　安楽死に関するWMA 宣言
- 118　医師の支援を受けてなされる自殺に関するWMA 声明
- 119　安楽死に関するWMA 決議
- 120　終末期疾患に関するWMA ベニス宣言
- 122　終末期医療に関するWMA 宣言

付録A ── 用語解説

Accountable（説明責任がある） ── ある人があることに関して説明する責任があること（例：従業員は自らの仕事について雇用者に説明責任を負う）。Accountability（説明責任）を果たすには、自らの作為（すること）または不作為（しないこと）についていつでも説明できなければならない。

Advance directive（事前指示） ── もはや自分自身で決定をすることができなくなった（たとえば意識不明であるとか認知症である）場合に、どのように扱われたいか、または扱われたくないかを指示する声明。通常は書面で行う。医療に関する事前の対応の仕方のひとつ。ちなみにもうひとつの形態は、本人に代わる意思決定者を選んでおくことである。事前指示に関する法律がある国もある。

Advocate（擁護する・擁護者） ──（動詞）他者または団体に代わって主張または行動すること。（名詞）その行動をとる者。医師は、サービスが必要なのにそれを容易に得られない患者のために、その提供を求めて政府や健康保険当局に要請する際、患者の擁護者として行動する。

Anaesthetist（麻酔科医） ── 国によっては、anaesthesiologistという名称が使われる。

Beneficence（善行） ── 文字どおり「善を行うこと」。医師は患者の最善の利益のために行動するとされている。

Bioethics/biomedical ethics（生命倫理/生物医学倫理） ── 医学、保健医療、生物科学において生じる道徳的問題の研究を意味する同義語。主に次の4分野に分かれる。**clinical ethics（臨床倫理）**患者のケアに関する諸問題を扱う（本書第2章参照）。**research ethics（研究倫理）**医療分野の研究における被験者保護を扱う（本書第5章参照）。**professional ethics（職業倫理）**医師その他医療専門職が負う義務および責務を扱う〔**medical ethics（医の倫理）**は職業倫理のひとつである〕。**public policy ethics（公共政策倫理）**生命倫理に関する法律および規制の立案、解釈を扱う。

Consensus（合意・コンセンサス）── 全体的な、しかし必ずしも全員一致ではない合意。

Hierarchy（階層）── 重要度が上から下へと段階的に異なる層から成る、人々の秩序だった配列。ヒエラルキー。**Hierarchical（階層的な）** はこのような配列を表す形容詞。Hierarchyは組織の上層部を意味する言葉としても用いられる。

Justice（正義）── 個人やグループを公平に扱うこと。第3章で指摘するように、医療における公平な扱いとは何かについては異なった見解がある。

Managed healthcare（マネージドケア・管理医療）── 保健医療に関する組織的な取り組みで、政府、企業または保険会社が、どのサービスを提供するか、誰が提供するか（専門医、一般医、看護師その他保健専門職など）、どこで提供するか（診療所、病院、患者の自宅など）、その他関連する諸問題について決定する。

Non-maleficence（無危害）── 文字どおり、害をなさないこと。医師や医学研究者は患者や研究対象に危害が及ぶことのないようにすべきである。

Palliative care（緩和ケア）── 重篤かつ不治の病気のために、比較的死期の近い患者を、患者の生活の質（QOL）、特に疼痛管理に焦点を当ててケアする方法。緩和ケアは、病院、終末期患者のための施設（一般的にホスピスと呼ばれている）、または患者の自宅で提供することもできる。

Physician（医師）── 医療行為を行う資格を有する個人。国によってはsurgeon（外科医）とphysician（内科医）とを区別し、両者を指すときにはdoctor（医師）を用いる場合がある。しかし「doctor」は歯科医や獣医など他分野の医療専門職、ならびにPh. D. または他の博士号を取得した者にも用いられる。「medical doctor」がより正確な用語であるが、あまり広く用いられていない。したがってWMAでは、専門分野にかかわらず、医療行為を行う資格を有するあらゆる者を「physician」と呼ぶことにし、本書でもこれに従っている。

Plagiarism（盗用）── 他人の業績、たとえば発表された論文の全部または一部を模倣し、自らの業績であるかのように（つまり出所を明らかにせずに）提出する不誠実な行動のひとつ。

Pluralistic（多元的）── 複数もしくは多くの異なる方法または特性を有すること。単一的（singular）や一元的（uniform）の反対語。

Profess（公言する）── 信念あるいは約束を公に表明すること。「profession（専門職）」、「professional（専門職・専門家）」、「professionalism（専門職意識）」の語源。

Rational（合理的）── 人間がもつ論理的思考能力に基づいていること。つまり、特定の行動に対する賛否を検討して、いずれの選択肢がよりよいかを判断できること。

Surrogate/substitute gestation（代理母/代理妊娠）── 女性が合意の下に妊娠し、出産直後に子供を他の人物またはカップルに引き渡す妊娠のひとつの形態。ほとんどの場合、子供を引き渡される側は、（人工授精によって）精子または（体外受精および胚移植によって）胚を提供している。

Value（重視する、価値）──（動詞）ある物を非常に重要だとみなすこと。（名詞）非常に重要だとみなされているもの。

Virtue（美徳）── 人間の、特にその性格や行動におけるよい資質。人によってはある美徳が特に求められる。たとえば、医師の思いやり、消防士の勇気、証人の正直さなど。

Whistle-blower（内部告発者）── ある個人または団体が非倫理的もしくは違法なことをしているということを当局者や世間に知らせる人。〔Whistle-blowing（笛を吹く）という表現は、スポーツでレフリーや審判がルール違反で笛を吹くことからきている〕。

付録B ── インターネット上の医の倫理に関する主な情報源

世界医師会方針ハンドブック（www.wma.net/en/30publications/10policies/）には、世界医師会の宣言・声明・決議が全文掲載されています（英語、フランス語、スペイン語）。

世界医師会倫理情報（www.wma.net/en/20activities/10ethics/index.html）として以下の項目が掲載されています。
- WMAコース
- 医の倫理関連機関（各機関の倫理綱領を含む）
- 医の倫理教育
- 倫理および医師の専門職意識

ユネスコ生命倫理教育情報（www.unesco.org/new/en/social-and-human-sciences/themes/bioethics/ethics-education-programme/activities/educational-resources/）

各国倫理委員会データベース（http://apps.who.int/ethics/nationalcommittees/）──国別、トピック別に倫理問題の検索が可能。

米国立衛生研究所（NIH）生命倫理情報（http://bioethics.nih.gov/）

ジョージタウン大学ケネディ倫理研究所バイオエシックス・リサーチ・ライブラリー（https://bioethics.georgetown.edu/）

付録C ── 世界医師会（WMA）：全世界の医学校のカリキュラムに医の倫理と人権を含めることに関するWMA決議　世界医学教育連盟（WFME）：質向上のための国際基準──基礎医学教育

●世界医師会（WMA）

全世界の医学校のカリキュラムに医の倫理と人権を含めることに関するWMA決議

（1999年10月、イスラエルのテルアビブにおける第51回世界医師会総会で採択）

1. 医の倫理と人権は、専門職としての医師の職務と修練の不可欠な部分を形成するものであり、また、
2. 医の倫理と人権は、WMAの歴史、組織および目的の不可欠な部分を形成するものであるがゆえ、
3. WMAは、医の倫理と人権を教えることを、カリキュラムの必修課程とすることを全世界の医学校に対し強く勧告することをここに決議する。

●世界医学教育連盟（WFME）

質向上のための国際基準──基礎医学教育（http://wfme.org/standards/bme/78-new-version-2012-quality-improvement-in-basic-medical-education-english/file/）

すべての医学校による遵守が求められているこの国際基準では、医の倫理に関して次のように言及している。

1.4　教育の成果

医学校は、学生に卒業までに習得させることを意図する教育成果を明確にしなければならない（must）……そのような成果には……文書化された知識のほかに、医の倫理、人権、医療を実践するうえで必要な医療法律知識……の理解が含まれる。

2.4　行動科学、社会科学と医の倫理

医学校は、行動科学、社会科学、医の倫理および医療法律知識の役割を明確にし、カリキュラムに取り入れなければならない（must）……医の倫理は、医療実践において、医師の行動と意思決定に関連する価値観、権利、責任道徳問題を扱うのに役立つ。行動科学、社会科学、医の倫理および医療法律知識を明確にして取り入れることで、国の医療制度や患者の権利に関する知識はもちろん、健康問題の原因、分布、結果の社会経済的、人口的、文化的な決定因子を理解

するのに必要な知識、概念、方法、技術および態度が形成される。

2.5　臨床科学と技術

臨床技術には、問診、理学的診察、コミュニケーション技術、手順と調査、救急処置、処方と治療が含まれる。専門的技術には、患者管理技術、チームワーク／チーム統率技術、および専門職間研修が含まれる。適切な臨床責任には、健康推進、疾病予防および患者ケアに関連した活動が含まれる。

患者治療への参加には、他の医療専門職とのチームワークが含まれるであろう。

6.4　医学研究と奨学金

医学校は、医学研究と教育の相互作用によって、学生が医学の研究・開発に関わることを促され、準備ができるようにすべきである (should)。

付録D――医学校における倫理教育強化のために

医学校によって、倫理教育がほとんど行われていないところもあれば、高度なプログラムが取り入れられているところもあります。後者の場合でも常に改善の余地はあります。以下は、医学生か教員かを問わず、自らの教育機関における倫理教育の強化を求める人なら誰でも実行できる手順です。

1. 組織内の意思決定のしくみを把握する。
   - 学部長
   - カリキュラム委員会
   - 教授会
   - 影響力のある教員
2. 他者の支援を求める。
   - 学生
   - 教員
   - 主要な管理者
   - 医師会
   - 医師の監督機関
3. 強い主張を行う。
   - 「全世界の医学校のカリキュラムに医の倫理と人権を含めることに関するWMA決議」
   - 「世界医学教育連盟（WFME）の基礎医学教育の質向上のための国際基準」
   - 他の医学校の事例
   - 倫理要件を研究する
   - 反対意見を予測する（例：カリキュラムの過密）
4. 支援を提供する。
   - 組織、内容、教員および学生のリソースに関する提案を行う（WMA倫理ウェブページの「医の倫理教育リソース www.wma.net/en/20activities/10ethics/40education/index.html」を参照）
   - 他の医の倫理プログラム（WMA等）と連携する
5. 活動の継続性を確保する。
   - 常設の医の倫理委員会を提唱する
   - 下級生を勧誘する
   - 新たな教員を勧誘する
   - 新たな教員や主要な管理者を雇用する

付録E ── ケース・スタディ（追加）

十代の若者への避妊アドバイス

サラは15歳の少女。彼女の住む町では性的暴行事件が増えている。ある日サラはあなたが勤める診療所に来て、自分が性的暴行の被害に遭ったときに妊娠しないように、経口避妊薬の処方箋を書いて欲しいと言ってきた。妊娠すれば彼女は学校をやめなければならず、結婚するのも難しくなる。またサラは、ボーイフレンドとセックスするために使っていると思われたくないため、避妊薬のことは両親に知られたくないと言っている。あなたはサラの動機に疑いをもつが、妊娠を防ごうとしていることは好ましいと考え、この問題の一般的なことについて話し合うために両親と一緒に再度診療所に来るよう助言した。3日後、サラは一人で診療所を訪れ、両親と話し合おうとしたが拒まれたと言った。このような場合、あなたはどうすべきか？

早産の乳児＊

マックスは妊娠23週目で産まれ、肺の発達が不十分なため人工呼吸器につながれている。また血管組織が安定していないため脳出血も起こっている。現時点では数週間も生存できないと考えられ、もしできたとしても精神的、身体的に重度の障害が残ると予測される。その後マックスは重度の腸感染を起こし、さらに症状が悪化した。手術で腸の炎症部位を摘出すればわずかな生存の可能性が残るが、両親は手術の同意を拒んでいる。マックスに手術の苦痛を与えたくないし、いずれにせよマックスの生活の質（QOL）は満足できる水準になれないと考えているからだ。あなたは担当医として手術をすべきだと考えている。手術を拒んでいる両親にどう対応すべきか？

＊：Dr. Gerald Neitzke、Ms. Mareike Moeller、Medizinische Hochschule Hannover（ドイツ）による提案。

HIV 感染*

Mr. S は既婚者で、学校に通う 2 人の子供がいる。彼は、AIDS に関連することの多い珍しいタイプの肺炎であなたの診療所で治療を受けている。血液検査の結果、実際に Mr. S が HIV 陽性であることが判明した。彼は妻に感染のことを話すかどうか、またいつ話すかを自分で決めたいと言っている。あなたは Mr. S に、感染のことを伝えれば妻を感染から守ることができ、彼女の命を救うことになること、そして彼女自身も HIV 検査を受ける必要があり、もし陽性の場合には、発症を抑えるための治療を直ちに始めることで延命が可能になることを話した。6 週間後、Mr. S は対照研究のために診療所を訪れたが、あなたの質問に答えるなかで、彼がまだ妻に話していないことがわかった。彼は、家庭が崩壊してしまうことを恐れて、妻に同性愛行為のことを知られたくないと思っている。しかし彼が妻への予防策としてとっているのは「安全な性行為」だけである。あなたは担当医として、Mr. S の意志に反して Mrs. S に夫の HIV 感染のことを伝え、必要な場合には彼女がすぐに治療を始められるようにすべきか？

囚人の治療

あなたは仕事の一環として、2 週間に 1 日、近くにある刑務所の囚人を診察している。昨日あなたは顔や体に複数のすり傷がある囚人を治療した。ケガの原因を尋ねると、その患者は「尋問のときに質問に答えるのを拒んだため、刑務官に暴力を振るわれた」と話した。あなたはそのようなケースに遭遇したのは初めてだが、同僚から似たような話を何度か聞いたことがあった。あなたはなんとかしなければと思うが、その患者は刑務所職員からの報復が怖いので自分の話はしないで欲しいと言っている。さらに、あなた自身もその囚人の話が本当かどうか確信はない。その囚人を連れてきた監視員は、彼が別の囚人とケンカをしたと話していた。あなたは刑務所の職員と良好な関係を築いており、証拠もないのに囚人を不当に扱っていると告発して彼らとの関係を壊したくはない。このような場合、あなたはどうすべきか？

終末期の決定

80歳の女性が、肺炎の治療のために介護施設からあなたの病院に運ばれてきた。彼女は虚弱で軽度の認知症にかかっている。肺炎は無事治療できたが、退院して介護施設に戻る直前に脳卒中を起こし、右半身が麻痺して自分で食事ができなくなった。挿入している栄養チューブが不快なようで何度か左手で外そうとしたため、抑制具で腕を固定している。彼女は左手を動かす以外の方法では意思を伝えることができない。彼女の治療に関する決定の手助けができる子供や親戚を探したが見つからなかった。数日後あなたは、彼女の症状がこれ以上改善する見込みは低く、彼女の苦痛を和らげるには、鎮静剤を投与するか、栄養チューブを外して死に至らせるしかないという結論に達した。このような場合、あなたはどうすべきか？

〔ケース・スタディ集〕

UNESCOチェア生命倫理ケース・スタディ集
http://www.unescobkk.org/fileadmin/user_upload/shs/Resources/ICcase.pdf

WHO国際保健研究における倫理問題に関するケースブック
http://www.who.int/rpc/publications/ethics_casebook/en/

『WMA 医の倫理マニュアル 原著第3版』日本語版付録

- 『WMA 医の倫理マニュアル 原著第3版』日本語版の付録として WMA の方針文書を収載しました。すべて日本医師会訳です。
- 日本医師会のホームページからダウンロードできます。
  http://www. med. or. jp/doctor/member/000320. html

WMA ジュネーブ宣言

1948年9月、スイス、ジュネーブにおける第2回WMA総会で採択
1968年8月、オーストラリア、シドニーにおける第22回WMA総会で修正
1983年10月、イタリア、ベニスにおける第35回WMA総会で修正
1994年9月、スウェーデン、ストックホルムにおける第46回WMA総会で修正
2005年5月、ディボンヌ・レ・バンにおける第170回理事会および
2006年5月、ディボンヌ・レ・バンにおける第173回理事会で編集上の修正

医師の一人として参加するに際し、

- 私は、人類への奉仕に自分の人生を捧げることを厳粛に誓う。
- 私は、私の教師に、当然受けるべきである尊敬と感謝の念を捧げる。
- 私は、良心と尊厳をもって私の専門職を実践する。
- 私の患者の健康を私の第一の関心事とする。
- 私は、私への信頼のゆえに知り得た患者の秘密を、たとえその死後においても尊重する。
- 私は、全力を尽くして医師専門職の名誉と高貴なる伝統を保持する。
- 私の同僚は、私の兄弟姉妹である。
- 私は、私の医師としての職責と患者との間に、年齢、疾病もしくは障害、信条、民族的起源、ジェンダー、国籍、所属政治団体、人種、性的志向、社会的地位あるいはその他いかなる要因でも、そのようなことに対する配慮が介在することを容認しない。
- 私は、人命を最大限に尊重し続ける。
- 私は、たとえ脅迫の下であっても、人権や国民の自由を犯すために、自分の医学的知識を利用することはしない。
- 私は、自由と名誉にかけてこれらのことを厳粛に誓う。

WMA医の国際倫理綱領

1949年10月、英国、ロンドンにおける第3回WMA総会で採択
1968年8月、オーストラリア、シドニーにおける第22回WMA総会で修正
1983年10月、イタリア、ベニスにおける第35回WMA総会で修正
2006年10月、南アフリカ、WMAピラネスバーグ総会で修正

医師の一般的な義務

- 医師は、常に何ものにも左右されることなくその専門職としての判断を行い、専門職としての行為の最高の水準を維持しなければならない。
- 医師は、判断能力を有する患者の、治療を受けるか拒否するかを決める権利を尊重しなければならない。
- 医師は、その専門職としての判断を行うにあたり、その判断は個人的利益や、不当な差別によって左右されてはならない。
- 医師は、人間の尊厳に対する共感と尊敬の念をもって、十分な専門的・道徳的独立性により、適切な医療の提供に献身すべきである。
- 医師は、患者や同僚医師を誠実に扱い、倫理に反する医療を行ったり、能力に欠陥があったり、詐欺やごまかしを働いている医師を適切な機関に通報すべきである。
- 医師は、患者を紹介したり、特定の医薬製品を処方したりするだけのために金銭的利益やその他報奨金を受け取ってはならない。
- 医師は、患者、同僚医師、他の医療従事者の権利および意向を尊重すべきである。
- 医師は、公衆の教育という重要な役割を認識すべきだが、発見や新しい技術や、非専門的手段による治療の公表に関しては、十分慎重に行うべきである。
- 医師は、自らが検証したものについてのみ、保証すべきである。
- 医師は、患者や地域社会のために医療資源を最善の方法で活用しなければならない。
- 精神的または身体的な疾患を抱える医師は、適切な治療を求めるべきである。
- 医師は、地域および国の倫理綱領を尊重しなければならない。

患者に対する医師の義務

- 医師は、常に人命尊重の責務を心に銘記すべきである。
- 医師は、医療の提供に際して、患者の最善の利益のために行動すべきである。
- 医師は、患者に対して完全な忠誠を尽くし、患者に対してあらゆる科学的手段を用いる義務がある。診療や治療にあたり、自己の能力が及ばないと思うとき

- 医師は、守秘義務に関する患者の権利を尊重しなければならない。ただし、患者が同意した場合、または患者や他の者に対して現実に差し迫って危害が及ぶおそれがあり、守秘義務に違反しなければその危険を回避することができない場合は、機密情報を開示することは倫理にかなっている。
- 医師は、他の医師が進んで救急医療を行うことができないと確信する場合には、人道主義の立場から救急医療を行うべきである。
- 医師は、ある第三者の代理として行動する場合、患者が医師の立場を確実にまた十分に理解できるよう努めなければならない。
- 医師は、現在診療している患者と性的関係、または虐待的・搾取的な関係をもってはならない。

同僚医師に対する義務
- 医師は、自分が同僚医師にとってもらいたいのと同じような態度を、同僚医師に対してとるべきである。
- 医師は、患者を誘致する目的で、同僚医師が築いている患者と医師の関係を損なってはならない。
- 医師は、医療上必要な場合は、同じ患者の治療に関与している同僚医師と話し合わなければならない。この話し合いの際は、患者に対する守秘義務を尊重し、必要な情報に限定すべきである。

WMAヘルシンキ宣言 ── 人間を対象とする医学研究の倫理的原則

1964年6月、第18回WMA総会（ヘルシンキ、フィンランド）で採択
1975年10月、第29回WMA総会（東京、日本）で修正
1983年10月、第35回WMA総会（ベニス、イタリア）で修正
1989年9月、第41回WMA総会（九龍、香港）で修正
1996年10月、第48回WMA総会（サマーセットウェスト、南アフリカ）で修正
2000年10月、第52回WMA総会（エジンバラ、スコットランド）で修正
2002年10月、WMAワシントン総会（米国）で修正（明確化のため注釈追加）
2004年10月、WMA東京総会（日本）で修正（明確化のため注釈追加）
2008年10月、WMAソウル総会（韓国）で修正
2013年10月、WMAフォルタレザ総会（ブラジル）で修正

序文

1. 世界医師会（WMA）は、特定できる人間由来の試料およびデータの研究を含む、人間を対象とする医学研究の倫理的原則の文書としてヘルシンキ宣言を改訂してきた。

    本宣言は全体として解釈されることを意図したものであり、各項目は他のすべての関連項目を考慮に入れて適用されるべきである。

2. WMAの使命の一環として、本宣言は主に医師に対して表明されたものである。WMAは人間を対象とする医学研究に関与する医師以外の人々に対してもこれらの諸原則の採用を推奨する。

一般原則

3. WMAジュネーブ宣言は、「私の患者の健康を私の第一の関心事とする」ことを医師に義務づけ、また医の国際倫理綱領は、「医師は、医療の提供に際して、患者の最善の利益のために行動すべきである」と宣言している。

4. 医学研究の対象とされる人々を含め、患者の健康、福利、権利を向上させ守ることは医師の責務である。医師の知識と良心はこの責務達成のために捧げられる。

5. 医学の進歩は人間を対象とする諸試験を要する研究に根本的に基づくものである。

6. 人間を対象とする医学研究の第一の目的は、疾病の原因、発症および影響を理解し、予防、診断ならびに治療（手法、手順、処置）を改善することである。最善と証明された治療であっても、安全性、有効性、効率性、利用可能性および質に関する研究を通じて継続的に評価されなければならない。

7. 医学研究はすべての被験者に対する配慮を推進かつ保証し、その健康と権利を擁護するための倫理基準に従わなければならない。

8. 医学研究の主な目的は新しい知識を得ることであるが、この目標は個々の被験者の権利および利益に優先することがあってはならない。

9. 被験者の生命、健康、尊厳、全体性、自己決定権、プライバシーおよび個人情報の秘密を守ることは医学研究に関与する医師の責務である。被験者の保護責任は常に医師またはその他の医療専門職にあり、被験者が同意を与えた場合でも、決してその被験者に移ることはない。

10. 医師は、適用される国際的規範および基準はもとより人間を対象とする研究に関する自国の倫理、法律、規制上の規範ならびに基準を考慮しなければならない。国内的または国際的倫理、法律、規制上の要請がこの宣言に示され

ている被験者の保護を減じあるいは排除してはならない。
11. 医学研究は、環境に害を及ぼす可能性を最小限にするよう実施されなければならない。
12. 人間を対象とする医学研究は、適切な倫理的および科学的な教育と訓練を受けた有資格者によってのみ行われなければならない。患者あるいは健康なボランティアを対象とする研究は、能力と十分な資格を有する医師またはその他の医療専門職の監督を必要とする。
13. 医学研究から除外されたグループには研究参加への機会が適切に提供されるべきである。
14. 臨床研究を行う医師は、研究が予防、診断または治療する価値があるとして正当化できる範囲内にあり、かつその研究への参加が被験者としての患者の健康に悪影響を及ぼさないことを確信する十分な理由がある場合に限り、その患者を研究に参加させるべきである。
15. 研究参加の結果として損害を受けた被験者に対する適切な補償と治療が保証されなければならない。

リスク、負担、利益
16. 医療および医学研究においてはほとんどの治療にリスクと負担が伴う。

　　人間を対象とする医学研究は、その目的の重要性が被験者のリスクおよび負担を上まわる場合に限り行うことができる。
17. 人間を対象とするすべての医学研究は、研究の対象となる個人とグループに対する予想し得るリスクおよび負担と被験者およびその研究によって影響を受けるその他の個人またはグループに対する予見可能な利益とを比較して、慎重な評価を先行させなければならない。

　　リスクを最小化させるための措置が講じられなければならない。リスクは研究者によって継続的に監視、評価、文書化されるべきである。
18. リスクが適切に評価されかつそのリスクを十分に管理できるとの確信を持てない限り、医師は人間を対象とする研究に関与してはならない。

　　潜在的な利益よりもリスクが高いと判断される場合または明確な成果の確証が得られた場合、医師は研究を継続、変更あるいは直ちに中止すべきかを判断しなければならない。

社会的弱者グループおよび個人
19. あるグループおよび個人は特に社会的な弱者であり不適切な扱いを受けたり

副次的な被害を受けやすい。

すべての社会的弱者グループおよび個人は個別の状況を考慮したうえで保護を受けるべきである。

20. 研究がそのグループの健康上の必要性または優先事項に応えるものであり、かつその研究が社会的弱者でないグループを対象として実施できない場合に限り、社会的弱者グループを対象とする医学研究は正当化される。さらに、そのグループは研究から得られた知識、実践または治療からの恩恵を受けるべきである。

科学的要件と研究計画書

21. 人間を対象とする医学研究は、科学的文献の十分な知識、その他関連する情報源および適切な研究室での実験ならびに必要に応じた動物実験に基づき、一般に認知された科学的諸原則に従わなければならない。研究に使用される動物の福祉は尊重されなければならない。

22. 人間を対象とする各研究の計画と実施内容は、研究計画書に明示され正当化されていなければならない。

研究計画書には関連する倫理的配慮について明記され、また本宣言の原則がどのように取り入れられてきたかを示すべきである。計画書は、資金提供、スポンサー、研究組織との関わり、起こり得る利益相反、被験者に対する報奨ならびに研究参加の結果として損害を受けた被験者の治療および／または補償の条項に関する情報を含むべきである。

臨床試験の場合、この計画書には研究終了後条項についての必要な取り決めも記載されなければならない。

研究倫理委員会

23. 研究計画書は、検討、意見、指導および承認を得るため研究開始前に関連する研究倫理委員会に提出されなければならない。この委員会は、その機能において透明性がなければならず、研究者、スポンサーおよびその他いかなる不適切な影響も受けず適切に運営されなければならない。委員会は、適用される国際的規範および基準はもとより、研究が実施される国または複数の国の法律と規制も考慮しなければならない。しかし、そのために本宣言が示す被験者に対する保護を減じあるいは排除することを許してはならない。

研究倫理委員会は、進行中の研究をモニターする権利を持たなければならない。研究者は、委員会に対してモニタリング情報とくに重篤な有害事象に関

する情報を提供しなければならない。委員会の審議と承認を得ずに計画書を修正してはならない。研究終了後、研究者は研究知見と結論の要約を含む最終報告書を委員会に提出しなければならない。

プライバシーと秘密保持

24. 被験者のプライバシーおよび個人情報の秘密保持を厳守するためあらゆる予防策を講じなければならない。

インフォームド・コンセント

25. 医学研究の被験者としてインフォームド・コンセントを与える能力がある個人の参加は自発的でなければならない。家族または地域社会のリーダーに助言を求めることが適切な場合もあるが、インフォームド・コンセントを与える能力がある個人を本人の自主的な承諾なしに研究に参加させてはならない。

26. インフォームド・コンセントを与える能力がある人間を対象とする医学研究において、それぞれの被験者候補は、目的、方法、資金源、起こり得る利益相反、研究者の施設内での所属、研究から期待される利益と予測されるリスクならびに起こり得る不快感、研究終了後条項、その他研究に関するすべての面について十分に説明されなければならない。被験者候補は、いつでも不利益を受けることなしに研究参加を拒否する権利または参加の同意を撤回する権利があることを知らされなければならない。個々の被験者候補の具体的情報の必要性のみならずその情報の伝達方法についても特別な配慮をしなければならない。

被験者候補がその情報を理解したことを確認したうえで、医師またはその他ふさわしい有資格者は被験者候補の自主的なインフォームド・コンセントをできれば書面で求めなければならない。同意が書面で表明されない場合、その書面によらない同意は立会人のもとで正式に文書化されなければならない。

医学研究のすべての被験者は、研究の全体的成果について報告を受ける権利を与えられるべきである。

27. 研究参加へのインフォームド・コンセントを求める場合、医師は、被験者候補が医師に依存した関係にあるかまたは同意を強要されているおそれがあるかについて特別な注意を払わなければならない。そのような状況下では、インフォームド・コンセントはこうした関係とは完全に独立したふさわしい有

資格者によって求められなければならない。

28. インフォームド・コンセントを与える能力がない被験者候補のために、医師は、法的代理人からインフォームド・コンセントを求めなければならない。これらの人々は、被験者候補に代表されるグループの健康増進を試みるための研究、インフォームド・コンセントを与える能力がある人々では代替して行うことができない研究、そして最小限のリスクと負担のみ伴う研究以外には、被験者候補の利益になる可能性のないような研究対象に含まれてはならない。

29. インフォームド・コンセントを与える能力がないと思われる被験者候補が研究参加についての決定に賛意を表することができる場合、医師は法的代理人からの同意に加えて本人の賛意を求めなければならない。被験者候補の不賛意は、尊重されるべきである。

30. 例えば、意識不明の患者のように、肉体的、精神的にインフォームド・コンセントを与える能力がない被験者を対象とした研究は、インフォームド・コンセントを与えることを妨げる肉体的・精神的状態がその研究対象グループに固有の症状となっている場合に限って行うことができる。このような状況では、医師は法的代理人からインフォームド・コンセントを求めなければならない。そのような代理人が得られず研究延期もできない場合、この研究はインフォームド・コンセントを与えられない状態にある被験者を対象とする特別な理由が研究計画書で述べられ、研究倫理委員会で承認されていることを条件として、インフォームド・コンセントなしに開始することができる。研究に引き続き留まる同意はできるかぎり早く被験者または法的代理人から取得しなければならない。

31. 医師は、治療のどの部分が研究に関連しているかを患者に十分に説明しなければならない。患者の研究への参加拒否または研究離脱の決定が患者・医師関係に決して悪影響を及ぼしてはならない。

32. バイオバンクまたは類似の貯蔵場所に保管されている試料やデータに関する研究など、個人の特定が可能な人間由来の試料またはデータを使用する医学研究のためには、医師は収集・保存および／または再利用に対するインフォームド・コンセントを求めなければならない。このような研究に関しては、同意を得ることが不可能か実行できない例外的な場合があり得る。このような状況では研究倫理委員会の審議と承認を得た後に限り研究が行われ得る。

プラセボの使用

33. 新しい治療の利益、リスク、負担および有効性は、以下の場合を除き、最善と証明されている治療と比較考量されなければならない：

証明された治療が存在しない場合、プラセボの使用または無治療が認められる；あるいは、

説得力があり科学的に健全な方法論的理由に基づき、最善と証明されたものより効果が劣る治療、プラセボの使用または無治療が、その治療の有効性あるいは安全性を決定するために必要な場合、

そして、最善と証明されたものより効果が劣る治療、プラセボの使用または無治療の患者が、最善と証明された治療を受けなかった結果として重篤または回復不能な損害の付加的リスクを被ることがないと予想される場合。

この選択肢の乱用を避けるため徹底した配慮がなされなければならない。

研究終了後条項

34. 臨床試験の前に、スポンサー、研究者および主催国政府は、試験の中で有益であると証明された治療を未だ必要とするあらゆる研究参加者のために試験終了後のアクセスに関する条項を策定すべきである。また、この情報はインフォームド・コンセントの手続きの間に研究参加者に開示されなければならない。

研究登録と結果の刊行および普及

35. 人間を対象とするすべての研究は、最初の被験者を募集する前に一般的にアクセス可能なデータベースに登録されなければならない。

36. すべての研究者、著者、スポンサー、編集者および発行者は、研究結果の刊行と普及に倫理的責務を負っている。研究者は、人間を対象とする研究の結果を一般的に公表する義務を有し報告書の完全性と正確性に説明責任を負う。すべての当事者は、倫理的報告に関する容認されたガイドラインを遵守すべきである。否定的結果および結論に達しない結果も肯定的結果と同様に、刊行または他の方法で公表されなければならない。資金源、組織との関わりおよび利益相反が、刊行物の中には明示されなければならない。この宣言の原則に反する研究報告は、刊行のために受理されるべきではない。

臨床における未実証の治療

37. 個々の患者の処置において証明された治療が存在しないかまたはその他の既

知の治療が有効でなかった場合、患者または法的代理人からのインフォームド・コンセントがあり、専門家の助言を求めたうえ、医師の判断において、その治療で生命を救う、健康を回復するまたは苦痛を緩和する望みがあるのであれば、証明されていない治療を実施することができる。この治療は、引き続き安全性と有効性を評価するために計画された研究の対象とされるべきである。すべての事例において新しい情報は記録され、適切な場合には公表されなければならない。

患者の権利に関する WMA リスボン宣言

1981年9月／10月、ポルトガル、リスボンにおける第34回WMA総会で採択
1995年9月、インドネシア、バリ島における第47回WMA総会で修正
2005年10月、チリ、サンティアゴにおける第171回WMA理事会で編集上の修正

序 文

医師、患者およびより広い意味での社会との関係は、近年著しく変化してきた。医師は、常に自らの良心に従い、また常に患者の最善の利益のために行動すべきであると同時に、それと同等の努力を患者の自律性と正義を保証するために払わねばならない。以下に掲げる宣言は、医師が是認し推進する患者の主要な権利のいくつかを述べたものである。医師および医療従事者、または医療組織は、この権利を認識し、擁護していくうえで共同の責任を担っている。法律、政府の措置、あるいは他のいかなる行政や慣例であろうとも、患者の権利を否定する場合には、医師はこの権利を保障ないし回復させる適切な手段を講じるべきである。

原 則

1. **良質の医療を受ける権利**
a. すべての人は、差別なしに適切な医療を受ける権利を有する。
b. すべての患者は、いかなる外部干渉も受けずに自由に臨床上および倫理上の判断を行うことを認識している医師から治療を受ける権利を有する。
c. 患者は、常にその最善の利益に即して治療を受けるものとする。患者が受ける治療は、一般的に受け入れられた医学的原則に沿って行われるものとする。
d. 質の保証は、常に医療のひとつの要素でなければならない。特に医師は、医療の質の擁護者たる責任を担うべきである。

e. 供給を限られた特定の治療に関して、それを必要とする患者間で選定を行わなければならない場合は、そのような患者はすべて治療を受けるための公平な選択手続きを受ける権利がある。その選択は、医学的基準に基づき、かつ差別なく行われなければならない。
f. 患者は、医療を継続して受ける権利を有する。医師は、医学的に必要とされる治療を行うにあたり、同じ患者の治療にあたっている他の医療提供者と協力する責務を有する。医師は、現在と異なる治療を行うために患者に対して適切な援助と十分な機会を与えることができないならば、今までの治療が医学的に引き続き必要とされる限り、患者の治療を中断してはならない。

2. **選択の自由の権利**
a. 患者は、民間、公的部門を問わず、担当の医師、病院、あるいは保健サービス機関を自由に選択し、また変更する権利を有する。
b. 患者はいかなる治療段階においても、他の医師の意見を求める権利を有する。

3. **自己決定の権利**
a. 患者は、自分自身に関わる自由な決定を行うための自己決定の権利を有する。医師は、患者に対してその決定のもたらす結果を知らせるものとする。
b. 精神的に判断能力のある成人患者は、いかなる診断上の手続きないし治療に対しても、同意を与えるかまたは差し控える権利を有する。患者は自分自身の決定を行ううえで必要とされる情報を得る権利を有する。患者は、検査ないし治療の目的、その結果が意味すること、そして同意を差し控えることの意味について明確に理解するべきである。
c. 患者は医学研究あるいは医学教育に参加することを拒絶する権利を有する。

4. **意識のない患者**
a. 患者が意識不明かその他の理由で意思を表明できない場合は、法律上の権限を有する代理人から、可能な限りインフォームド・コンセントを得なければならない。
b. 法律上の権限を有する代理人がおらず、患者に対する医学的侵襲が緊急に必要とされる場合は、患者の同意があるものと推定する。ただし、その患者の事前の確固たる意思表示あるいは信念に基づいて、その状況における医学的侵襲に対し同意を拒絶することが明白かつ疑いのない場合を除く。
c. しかしながら、医師は自殺企図により意識を失っている患者の生命を救うよ

う常に努力すべきである。

5. 法的無能力の患者
a. 患者が未成年者あるいは法的無能力者の場合、法域によっては、法律上の権限を有する代理人の同意が必要とされる。それでもなお、患者の能力が許す限り、患者は意思決定に関与しなければならない。
b. 法的無能力の患者が合理的な判断をしうる場合、その意思決定は尊重されねばならず、かつ患者は法律上の権限を有する代理人に対する情報の開示を禁止する権利を有する。
c. 患者の代理人で法律上の権限を有する者、あるいは患者から権限を与えられた者が、医師の立場から見て、患者の最善の利益となる治療を禁止する場合、医師はその決定に対して、関係する法的あるいはその他慣例に基づき、異議を申し立てるべきである。救急を要する場合、医師は患者の最善の利益に即して行動することを要する。

6. 患者の意思に反する処置
患者の意思に反する診断上の処置あるいは治療は、特別に法律が認めるか医の倫理の諸原則に合致する場合には、例外的な事例としてのみ行うことができる。

7. 情報に対する権利
a. 患者は、いかなる医療上の記録であろうと、そこに記載されている自己の情報を受ける権利を有し、また症状についての医学的事実を含む健康状態に関して十分な説明を受ける権利を有する。しかしながら、患者の記録に含まれる第三者についての機密情報は、その者の同意なくしては患者に与えてはならない。
b. 例外的に、情報が患者自身の生命あるいは健康に著しい危険をもたらす恐れがあると信ずるべき十分な理由がある場合は、その情報を患者に対して与えなくともよい。
c. 情報は、その患者の文化に適した方法で、かつ患者が理解できる方法で与えられなければならない。
d. 患者は、他人の生命の保護に必要とされていない場合に限り、その明確な要求に基づき情報を知らされない権利を有する。
e. 患者は、必要があれば自分に代わって情報を受ける人を選択する権利を有する。

8. 守秘義務に対する権利

a. 患者の健康状態、症状、診断、予後および治療について個人を特定しうるあらゆる情報、ならびにその他個人のすべての情報は、患者の死後も秘密が守られなければならない。ただし、患者の子孫には、自らの健康上のリスクに関わる情報を得る権利もありうる。

b. 秘密情報は、患者が明確な同意を与えるか、あるいは法律に明確に規定されている場合に限り開示することができる。情報は、患者が明らかに同意を与えていない場合は、厳密に「知る必要性」に基づいてのみ、他の医療提供者に開示することができる。

c. 個人を特定しうるあらゆる患者のデータは保護されねばならない。データの保護のために、その保管形態は適切になされなければならない。個人を特定しうるデータが導き出せるようなその人の人体を形成する物質も同様に保護されねばならない。

9. 健康教育を受ける権利

すべての人は、個人の健康と保健サービスの利用について、情報を与えられたうえでの選択が可能となるような健康教育を受ける権利がある。この教育には、健康的なライフスタイルや、疾病の予防および早期発見についての手法に関する情報が含まれていなければならない。健康に対するすべての人の自己責任が強調されるべきである。医師は教育的努力に積極的に関わっていく義務がある。

10. 尊厳に対する権利

a. 患者は、その文化および価値観を尊重されるように、その尊厳とプライバシーを守る権利は、医療と医学教育の場において常に尊重されるものとする。

b. 患者は、最新の医学知識に基づき苦痛を緩和される権利を有する。

c. 患者は、人間的な終末期ケアを受ける権利を有し、またできる限り尊厳を保ち、かつ安楽に死を迎えるためのあらゆる可能な助力を与えられる権利を有する。

11. 宗教的支援に対する権利

患者は、信仰する宗教の聖職者による支援を含む、精神的、道徳的慰問を受けるか受けないかを決める権利を有する。

患者の安全に関するWMA宣言

2002年10月、WMAワシントン総会にて採択
2012年4月、チェコ、プラハにおける第191回WMA理事会で再確認

序 文

1. 医師は、患者に対して、専門職として最高水準の医療を提供するよう努めている。患者の安全は、保健医療における質の中核的要素のひとつである。
2. 医学および関連科学技術の進歩によって、現代医学は高度で複雑な医療システムの上に成り立つこととなった。
3. 臨床医学は本来的にリスクを抱えるものである。現代医学の発展は新たな、そして時にはより大きなリスク――その中には避け得るものもあるが、本来的に付随するものもある――を生む結果となった。
4. 医師は、これらのリスクを予見し、患者の治療のなかでそれらを管理するよう努めるべきである。

原 則

1. 医師は、医療上の意思決定にあたっては常に患者の安全を考慮することを旨としなければならない。
2. 一個人ないしひとつの過程だけが原因でエラーが起きることはまれである。むしろ、別々の要素が結びつき、それらがいっしょになってハイリスクの状態を作り出すのである。それゆえ、医療上のエラーを秘密が守られる形で報告するための非懲罰的な環境が必要であり、これにより焦点を当てるべきは、システムの欠陥を予防し改善することであり、個人や組織の過失を非難することではないと考えるべきである。
3. 現代医療に内在するリスクの現実を踏まえると、医師は、医療専門職という立場を超えて、患者を含むすべての関係者と協力して、患者の安全のために、事前に積極的なシステムズ・アプローチ（事故防止のためのシステムづくり）に取り組まなければならない。
4. そのようなシステムズ・アプローチを構築するためには、医師は、絶えず、幅広い最新科学的知識を吸収し、実地医療を不断に改善するよう努力しなければならない。
5. 患者の安全に関わるすべての情報は、患者を含むすべての関係者と共有しなければならない。同時に、患者の秘密は厳密に保持されなくてはならない。

勧告

それゆえWMAは各国医師会に以下のとおり勧告する。

1. 各国医師会は、自国のすべての医師に対して患者の安全に関する方策を促進すべきである。
2. 各国医師会は、個々の医師、その他の医療従事者、患者およびその他の関連の個人や組織に対し、協力して患者の安全を確保するために必要なシステムを構築するよう奨励すべきである。
3. 各国医師会は、生涯教育および継続的な専門能力開発を通して、患者の安全を促進する効果的なモデルを形成するよう啓発に努めなくてはならない。
4. 各国医師会は互いに協力して、患者の安全を向上するためにエラーを含む有害事象、その解決方法、そして「学んだ教訓」についての情報を交換するよう努めなければならない。

安楽死に関するWMA宣言

1987年10月、スペイン、マドリードにおける第39回世界医師会総会で採択
2005年5月、フランス、ディボンヌ・レ・バンにおける第170回理事会で再確認
2015年4月、ノルウェー、オスロにおける第200回理事会で再確認

安楽死は、患者の生命を故意に断つ行為であり、たとえ患者本人の要請、または近親者の要請に基づくものだとしても、倫理に反する。ただし、このことは、終末期状態にある患者の自然な死の過程に身を委ねたいとする望みを医師が尊重することを妨げるものではない。

医師の支援を受けてなされる自殺に関するWMA声明

1992年9月、スペイン、マルベージャにおける第44回総会で採択
2005年5月、フランス、ディボンヌ・レ・バンにおける第170回理事会で編集上の修正
2015年4月、ノルウェー、オスロにおける第200回理事会で再確認

医師の支援を受けてなされる自殺は、安楽死と同様に倫理に反するものであり、

医療専門職は非難しなければならない。医師による支援が意図的なもので、故意に当事者が自分自身の生命に終止符を打てるような方向のものである場合には、医師は非倫理的な行為をしていることになる。ただし、治療を拒否する権利は患者の基本的権利であり、たとえこの種の要望に従った結果として患者が死亡しても、医師は倫理に反して行動したことにはならない。

安楽死に関するWMA決議

2002年10月、WMAワシントン総会にて採択
2013年4月、インドネシア、バリにおける第194回理事会において微修正のうえ再確認

1987年10月、スペイン、マドリードにおける第39回WMA総会で採択され、2005年5月、フランス、ディボンヌ・レ・バンにおける第170回WMA理事会で再確認された「安楽死に関するWMA宣言」は次のように述べている。
「安楽死は、患者の生命を故意に絶つ行為であり、たとえ患者本人の要請、または近親者の要請に基づくものだとしても、倫理に反する。ただし、このことは、終末期状態にある患者の自然な死の過程に身を委ねたいとする望みを医師が尊重することを妨げるものではない。」

1992年9月、スペイン、マルベージャにおける第44回WMA総会で採択され、2005年5月、フランス、ディボンヌ・レ・バンにおける第170回WMA理事会で編集上修正された「医師の支援を受けてなされる自殺に関するWMA声明」も同様に次のように述べている。
「医師の支援を受けてなされる自殺は、安楽死と同様に倫理に反するものであり、医療専門職は非難しなければならない。医師による支援が意図的なもので、故意に当事者が自分自身の生命に終止符を打てるような方向のものである場合には、医師は非倫理的な行為をしていることになる。ただし、治療を拒否する権利は患者の基本的権利であり、たとえこの種の要望に従った結果として患者が死亡しても、医師は倫理に反して行動したことにはならない。」

WMAは、医師の幇助による積極的安楽死の実施が合法化された国があることに注目してきた。

次のとおり決議する。

WMAは、安楽死は医療の基本的倫理原則に相反するという強い信念を再確認し、また、

WMAは、たとえ国内法が安楽死を認めたり、またはある状況下では犯罪とみなしていないとしても、すべての各国医師会と医師は安楽死に関与しないよう強く勧める。

終末期疾患に関するWMAベニス宣言

1983年10月、イタリア、ベニスにおける第35回WMA総会で採択
2006年10月、南アフリカ、ピラネスバーグにおける第57回WMA総会で修正

前置き

1. 終末期医療に関する倫理的問題を扱う際、安楽死と医師の支援を受けてなされる自殺という問題は避けて通れないものである。WMAは、この安楽死と医師の支援による自殺のいずれを行うことも、非倫理的であるとして糾弾する。これらの問題に対するWMAの方針は、当然ながらこの「終末期疾患に関するベニス宣言」にも十分に当てはまるものである。

序文

1. 患者が医学的に健康を回復あるいは維持する望みがないと診断され、死が避けられない場合、医師と患者はしばしば医学的介入に関して難しい決定を下す事態に直面する。医学の進歩により、終末期医療に関連する多くの問題を扱う医師の能力は向上した。しかし、医学のこの領域は、歴史的に見ると、これまで十分注目されてこなかった。疾患を治すという研究の優先課題を変えるべきではないが、緩和ケアの発展と、終末期疾患における症状の医療的および心理的要素を評価しそれに対応する医師の能力向上に、これまでより大きな関心を向けなければならない。死期が人生の重要な一部分として認識され、尊重されることが必要である。多くの国々で、終末期患者の苦しみを終わらせるための医師の支援を受けてなされる自殺および安楽死を選択肢として受容する考えが一般的に強まっており、それにつれて終末期における患

者への緩和ケアの改善が倫理的要請として明確に焦点を当てるべきものとなっている。
2. WMAは、死と臨終に対する姿勢および信念が、異なる文化や宗教間で大きく隔たっていることを認識している。さらに、多くの緩和および生命維持手段は、技術および/または財政的資源を必要とするが、そのような資源が手に入らないという地域は多い。終末期患者が医療を受けられるかどうかはこれらの因子により大きく影響されるため、普遍的に適用できる終末期医療の詳細なガイドラインを作成することは実際的ではないし、賢明でもない。それゆえWMAは、医師と各国医師会（NMA）が終末期医療に関連する意思決定を行いやすくするために、以下の基本となる原則を表明する。

原則

1. 医師の義務は、可能な限り疾患を治し、苦しみを軽減し、患者の最善の利益を守ることである。不治の病の場合でも、この原則に例外はない。
2. 終末期患者のケアにおける医師の主要な責務は、症状を緩和し、心理社会的ニーズに応えることにより患者が生活の質を最善に維持できるように援助すること、そして、患者が尊厳をもって安らかに死を迎えることができるようにすることである。医師は患者に対し、緩和ケアの利用可能性、またその利益や生じうる影響について伝えなければならない。
3. 終末期において、その意思決定における患者の自己決定権は尊重されなければならない。これには、死の過程を早めるという付随的影響があるかもしれないが、治療を拒否し、苦しみを和らげるための緩和手段を要求する権利が含まれる。しかし、医師は、患者の自殺に積極的に手を貸すことは倫理的に禁じられている。治療によって苦痛が緩和されるとしても、医師が判断して、付随的影響のあることを正当化できないなら、倫理的に禁じられるケースに当たる。
4. 医師は、患者に何の利益ももたらさない処置を行ってはならない。
5. 医師は、患者が自分の意思を伝達できなくなった場合のケアについて、事前に指示書に自身の希望を記述し、また、記述のない事項について決定を下す代理人を指名しておくことができるという患者の権利を認識するべきである。特に、医師は、生命維持のための介入に対する患者の希望について、さらには死を早めるような付随的影響を及ぼす可能性のある緩和措置について、患者と相談しておくべきである。可能ならば、できる限りその際に患者の意思決定代理人もこれらの協議に加えるべきである。

6. 医師は、患者の心理社会的ニーズ——特にそれらが患者の身体的症状と関連する場合——を理解し、それに対応できるよう努力すべきである。医師は、患者およびその家族が終末期の疾患に付随する不安、恐れ、および悲嘆に対処するのを助けるために、彼らが心理的およびスピリチュアルな資源を利用できるように努めるべきである。

7. 終末期患者における疼痛の臨床的マネージメントは、苦しみを軽減するうえで最も重要である。医師およびNMAは疼痛管理に関する情報の普及と共有を促進し、終末期医療に携わるすべての医師が最良の実践ガイドラインと最新の医療・対処法を確実に知ることができるようにすべきである。医師は、規制上、法律上何らかの不利益を被るかもしれないという点を過度に恐れることなく、積極的な疼痛管理として臨床に適した方法を追求することができるべきである。

8. NMAは、終末期医療を向上させるような医療の発展にさらに資源を投入するよう政府および研究機関に働きかけるべきである。医学部のカリキュラムには、緩和ケアの履修課程を含めるべきである。それが設けられていない場合は、緩和医療を専攻科目のひとつとして設置することを考慮すべきである。

9. NMAは、緩和ケアに関わる医療機関や組織の間で連絡を取り協力関係を深めるためのネットワークの構築を提唱すべきである。

10. 患者が生命機能停止という最終過程から回復できないとき、「死の判定と臓器の回復に関するWMAシドニー宣言」により確立された倫理ガイドラインに従って行動するという条件の下で、医師は、移植が可能なように臓器を維持するために必要な人工的手段を利用することができる。

終末期医療に関するWMA宣言

2011年10月、ウルグアイ、モンテビデオにおける第62回WMA総会で採択

序文

すべての人間は、質の高い、科学に基づく人道的な医療を受ける権利を持っている。したがって、適切な終末期医療を受けることは特権ではなく、年齢その他あらゆる要素に影響を受けない真の権利と考えられるべきである。WMAはここに、「終末期疾患に関するWMAベニス宣言」および「安楽死に関するWMA宣言」に述べられている原則を再確認する。これらの宣言はいずれもこの「終末期

医療に関する宣言」を補助・補完するものである。

終末期における緩和ケアは、良き医療の一環である。とりわけ資源の乏しい国においては、質の高い緩和ケアの必要性はきわめて高い。緩和ケアの目的は、疼痛その他の苦痛を伴う身体的症状を和らげる適切な処置と、患者の社会的、心理的およびスピリチュアルなニーズへの配慮によって、可能な限り最高のQOL（生活の質）を患者にもたらすことである。

緩和ケアは、様々なレベルの医療施設だけでなく、自宅でも提供することができる。

医師は苦痛に対して、思いやりのある、人道的な態度をとり、相手の気持ちになり、尊敬と気配りをもって行動しなければならない。そのようなケアを必要としている患者を見捨てるような行為は容認できない。

勧 告
1．苦痛と症状の管理
1.1 医師が患者のニーズをきめ細かく判断するためには、終末期を迎えようとしている患者をいち早く特定することが肝要である。患者のケアプランは常に改善されていく必要があり、そのことはできる限り患者と直接に相談して進めていかなければならない。

　　患者によっては、予測される死期の数カ月前または一年前に、このプロセスを始めてもよい。それには、疼痛その他の苦痛を伴う症状が進行する可能性を認識し、それに対処すること、および患者に残された時間の中で、患者の社会的、心理的およびスピリチュアルなニーズを満たすことが含まれる。第一の目的は、患者の尊厳を保ちつつ、苦痛を伴う症状から患者を解放することである。ケアプランで留意すべきことは、患者をできる限り快適で管理された状態に置くことであり、また患者の家族を支え、死後も遺体を敬意の念をもって扱うことの重要さを認識すべきである。

1.2 疼痛その他の苦痛を伴う症状の緩和に関しては、大きな進歩が見られる。モルヒネや新しい鎮痛剤の適切な使用やその他の方法によって、多くの症例において疼痛その他の苦痛を伴う症状を鎮静あるいは緩和することができるようになった。しかるべき医療当局は、医師と患者が必要な薬剤を入

手できるようにしなければならない。そして医師グループは、投与量の増加の問題や不測の副作用の可能性などを含め、それら薬剤の適切な使用に関するガイドラインを作成しなければならない。

1.3 非常に限られた症例では、一般には身体的疾患のきわめて進行した段階において、標準的な治療法では治りにくい症状がみられることがある。そうした状況で、患者の余命が2、3日であり、苦痛が耐えがたいものであると患者と医師がともに認めた場合、その対応策として、患者を無意識の状態に導く苦痛緩和のための鎮静を用いることも、選択し得る手段である。苦痛緩和のための鎮静は、決して患者の死を意図して用いてはならないし、また、自分で判断できる程度に意識のある患者との合意がなければ用いてはならない。苦痛緩和のための鎮静剤の程度とタイミングはその状況に応じたものとする。投与量は、症状を緩和するための適量を注意深く計算し、しかも症状の改善が期待できる最低限にとどめなければならない。

2．対話と同意；倫理と価値

2.1 患者、その家族および医療ケアチームの間で情報を共有して話し合うことは、終末期の質の高いケアにとって、基本的な柱のひとつである。患者はケアについての要望を伝えることが促されるとともに、感情や存在している不安についても配慮されなければならない。

2.2 倫理的に適切な終末期のケアとは、常に患者の自律性を促し、患者とともに意思決定を行い、患者とその家族の価値観を尊重することである。

2.3 医師は、患者の要望について、患者、またはそれが適切な場合には、代理意思決定者と直接話し合うべきである。これらの話し合いは早い時期に始め、すべての患者に対して定期的に行い、また、特に患者の症状が変化した場合には、それに伴い患者の希望が変わることを探るために、定期的に話し合って対応する必要がある。医師は患者に対し、自らの目標、価値、医療への希望などについて正式に文書に記録すること、および代理意思決定者を指名し、ケアや医療についての価値観を事前に話し合うことを勧めるべきである。病状の程度によっては、その状態が意味するところについて認めたがらず、話し合いをしたがらない患者もいるかもしれないが、気持ちが変わることがあるので留意されたい。また、緊急事態においては、

記録しておいた事前指示書が利用できない場合もあるので、医師は日頃から患者に対し、代理意思決定者になると思われる人と医療に対する希望などをよく話し合っておくよう勧めることが必要である。

2.4 患者が自分の意思で同意できる状態にあるならば、患者の希望が医学的、倫理的、法的に正しいものである限り、患者の希望に沿ったケアを行うべきである。患者の同意は、十分な情報と話し合いに基づくことが必要である。加えて、不必要な身体的、精神的苦痛が意思決定プロセスの妨げとならないよう、患者が同意する前に苦痛や不安に対する適切な治療を受けていると確認することは、医師の義務である。

2.5 患者が拒否しない限り、患者の最近親者や家族には、十分に情報を伝えて意思決定プロセスに参加してもらうべきである。患者が同意できない状態にあって事前指示書も利用できない場合には、ケアと医療に関し、患者の指名した代理意思決定者の意見を考慮しなければならない。

3. 医療記録と医事法的側面

3.1 終末期にある患者のケアにあたる医師は、医療的措置の決定とその手段の選択理由を、患者と家族の希望と同意を含め、医療記録の進行記録欄に慎重に記録しなければならない。一般の医療はもちろん、特に緩和ケアの継続と質の向上にとって、適切に記載された医療記録は非常に重要である。

3.2 医師はまた、これらの記録が、患者の意思決定能力の判定など、医事法的な場面での目的で使用される場合があることを考慮に入れなければならない。

4. 家族

患者の家族や精神的環境の重要性を認識することが必要である。病気の全段階を通じて、家族その他の身近な介護者のニーズを認識し、注意を向けていなければならない。医療チームは患者のケアにおいて協力し、患者の死後においても、必要であれば死別にあたってのサポートを提供しなければならない。患者がまだ子供であったり被扶養者である場合は、子供や家族のニーズへの対応には特別な注意と能力が必要である。

5. チームワーク

緩和ケアは通常、医療職および非医療職を含む様々な職種による多職種連携のチームによって行われる。医師はチームのリーダーとして、様々な責務、特に診断と医療的対応に責任を持たなければならない。ケアの継続性が非常に重要である。チームは、もし患者が自宅で死を迎えることを希望し、それが妥当かつ可能であれば、その実現のためにできる限りのことをするべきである。

6. 医師の研修

緩和ケアを必要としている人が増え、また効果的な対処法も選択できるようになってきた現在では、終末期ケアの問題は、卒前・卒後の医療研修の重要な一環となるべきである。

7. 研究と教育

緩和ケアを改善するために、さらなる研究が必要である。それには一般的な医療に加え、特定の対処法、心理学的な関与や組織づくりについての研究も含まれるが、これらに限定されるものではない。WMAは、医師たちが有意義な事前の医療プランづくりの普及と質向上に必要なスキルを身につけることができるような教育をサポートしていく。

結論

ある国民が、死期を迎える患者に対し、利用可能な資源の範囲内で提供できるケアがいかなるものであるかは、文明の進化の度合いをはかる指標である。最善の人道主義的伝統の担い手として、われわれ医師は常にできる限り最良の終末期医療を提供してゆく責任を負うべきである。

WMAは、すべての各国医師会がこの宣言の勧告をもとに、緩和ケアと苦痛緩和のための鎮静に関する国の方針を策定することを推奨する。

あとがき

　本書の旧版は、1999年の第51回WMA総会決議を受けて、WMA倫理部門が、医学生、医師、看護師など医療関係者のための「医の倫理の基礎教材」用に作成した『Medical Ethics Manual (2005)』の日本語版である。原著者はカナダの著名な医療倫理学者で、当時乞われてWMA倫理部門ディレクターに就任したJohn R. Williams博士である。「はじめに」、「第1章 医の倫理の主要な特徴」、「第2章 医師と患者」、「第3章 医師と社会」、「第4章 医師と同僚」、「第5章 倫理と医学研究」、「第6章 結論」から構成される。はじめにと第1章で、医療倫理の基礎概念、用語などを解説したうえで、第2章から第4章までは、冒頭で、その章で学習する目標と項目を設定し、具体的なケースを示したうえで、本文ではWMAが過去に検討し発表した医の倫理、社会医学委員会関係の様々な宣言、声明、決議などに触れながら分かり易く解説している。WMAは1947年創設以来、医師の使命に関するジュネーブ宣言・医の国際倫理綱領、医学研究に関するヘルシンキ宣言、患者の権利に関するリスボン宣言などを総会あるいは理事会で採択してきたが、本書中にはこれらの重要な宣言・声明の解説が、随所に散りばめられており、読者は1章ずつ読み進むうちに、不知不識のうちに、これらの宣言・声明の意味・内容が理解できる仕組みになっている。

　2006年、日本医師会は、唐澤祥人会長（当時）のご指示により、本書の日本語版刊行を計画し、私が東京大学法学部樋口範雄教授（英米法）にご指導をお願いした。その結果、東京大学の若手研究者、日本医師会の国際課課員らが翻訳を担当して、私が編集上の手直しをした。その成果物を、樋口教授の許に持参し、監訳者となることをお願いしたところ、ご快諾頂き、改めて全文を見直して下さった。このようにして出来たのが『東京大学法学部教授樋口範雄監訳　日本医師会発行WMA医の倫理マニュアル』である。本書の原著書は英語版であるが、フランス語、スペイン語、ドイツ語、ギリシャ語、アラビア語、ペルシャ語、トルコ語、韓国語、インドネシア語、中国語、ロシア語、ポルトガル語など20余ヶ国語に翻訳され、世界各国で医療倫理の初学者用の教材として用いられ、好評を博している。

　2005年WMA事務総長に就任したOtmar Kloiber博士は、原著者John R. Williams博士の協力を得て、マニュアル中で引用されたWMAの重要宣言、例えば、ヘルシンキ宣言の2008年ソウル改訂、2013年フォルタレザ改訂などに合わせるため、2010年、2015年に改訂している。特に後者は、宣言文等をアップ・デートするに留まらず、初版出版後10年間に浮上した幾つかの重要論点についての新しい記述・解説が付け加えられた。すなわち、医師と患者の関係を考える第2章中の「患者の安全・医療安全」、「重篤な新規感染症(HIV/AIDS)患者に対する対応」、「守秘義務の緩和」、「安楽死・医師の支援を受けてなされる自殺」、「終末期医療と緩和ケア」、医師と社会の関係を論ずる第3章中の「困窮者の医療扶助に参加する義務」、「環境問題に対する医師の役割」などである。特に終末期医療の問題については、WMA内において現在も議論が揺れ動いており、記述もその議論を反映している。

　2016年早々、横倉義武会長のご指示で、改訂2015年版の日本語版の出版が企画された。今回は、国際課課員が翻訳したうえで、樋口教授に全体の見直しをお願いした。ご多忙中にもかかわらず、快くお引き受け下さり、監訳者としての責を果たして下さった。改めて樋口教授に謝意を表する次第である。

　なお、本マニュアルの日本語訳の訳文中に濃い青と薄い青の2種類のいろどりが付されている。前者の濃い青は、重要な宣言などの名称、医療倫理の中で汎用される単語・用語であることを示すものである。これに対して、後者の薄い青は、原著者が読者に対して特に強調したい記述であることを示している。

日本医師会参与　畔柳 達雄

WMA 医の倫理マニュアル（原著第3版）		定価（本体1,500円＋税）	

2007年5月1日	第1版発行	製作協力	日本医事新報社
2016年8月10日	原著第3版（2015年改訂）発行	発　売	日本医事新報社
2016年10月5日	原著第3版（2015年改訂）2刷		電話　03-3292-1555（販売）
監　訳	樋口範雄	印　刷	ラン印刷社
発　行	日本医師会		
	〒113-8621		
	東京都文京区本駒込2-28-16	ⓒ 日本医師会　2016	
	電話　03-3946-2121（代表）	ISBN 978-4-7849-4172-8　C3047　￥1500E	
編集・製作	日本医師会国際課	転載・複製の際はあらかじめ日本医師会へ許諾をお求め下さい。	
	電話　03-3942-6489（直通）		